내몸을 살리는 여섯 가지 요법

내몸을 살리는 여섯 가지 요법

2015년 6월 20일 초판 1쇄 인쇄
2015년 6월 30일 초판 1쇄 발행

지은이   성낙봉
사진모델   성지연
펴낸이   정창진
펴낸곳   도서출판 여래
출판등록   제2011-81호.(1988.4.8)
주소   서울시 관악구 행운2길 52 칠성빌딩 5층
전화번호   (02)871-0213
전송   (02)885-6803

ISBN   979-11-86189-43-6 03510
biog   naver.com/yoerai

값은 뒤표지에 있습니다.

내 몸을 살리는

여섯 가지 요법

여래

　누군가 '한 가지 소원을 말해 보라'고 하면, 대다수의 사람들은 무엇이라고 말을 하는가? 여러 가지 이야기가 나올 수 있겠지만 그것의 종착역은 결국 건강과 행복일 것이다. 거기에다 하나 더 보탠다면 그림같이 아름답게 사는 것일 것이다.

　'건강과 행복 그리고 아름답게 사는 삶!'

　우리는 이러한 삶의 패러다임을 웰니스Wellness라고 한다. 이 개념은 웰빙Well being에서 한 걸음 더 진보한 개념으로, WHO(세계보건기구)에서 정의한 신체적, 정신적, 사회적 그리고 영적영역에서 안녕을 추구하는 것이라고 할 수 있다. 그러나 우리의 현실은 어떠한가? 의료기술이 발달하면서 100세 시대라고 하는 초 고령화 사회가 눈앞에 펼쳐지고 있다. 그럼에도 불구하고 대부분의 노인들은, 병원신세를 지면서 오래 살고 있는 것이 현실이다.

이러한 삶의 질적 저하가 바로 오늘의 현실인 것이다. 따라서 얼마나 오래 사는가 하는 것이 중요한 것이 아니라, "얼마나 건강하고 행복하게 그리고 아름다운 삶을 사는가?"하는 삶의 질적 문제에 대한 해답이 필요한 시대가 되었다. 요즘 텔레비전 광고나 시사성 프로그램을 보면 건강과 행복에 관한 내용이 증가하고 있는 것을 알 수 있다. 서점에 가 보아도 건강에 관한 서적이 가장 눈에 잘 띄는 위치에 진열되어 있는 것을 볼 수 있다. 이러한 사실들은 건강하고 행복하게 그리고 아름다운 삶을 지향하는 우리 사회의 현실을 반영하는 좋은 사례라고 할 것이다.

즉 웰니스의 시대이다. 그러나 문제는 이러한 대세를 이끌어갈 전략과 구체적 수단이 부족하다는 것이다. 건강과 행복 그리고 아름다움을 추구하는 삶의 전반적 과정에 대하여, 과학적인 근거에 의해 개발된 시스템과 신체적, 정신적, 사회적 그리고 영적 안녕을 추구하기 위한 융합(서로 섞이거나 조화되어 하나로 합쳐짐)기술이 없으며, 이것을 운영할 실천조직이 보이지 않는 것이 우리의 현실이다. 따라서 웰니스 패러다임을 주도하기 위해서는 건강 증진 시스템과 건강 증진 융합 기술 그리고 건강 증진 실천조직이 필요하고, 이를 뒷받침하기 위한 ICT(정보통신기술) 인프라(사회적 생산이나 경제활동의 토대를 형성하는 기초적인 시설)를 비롯하여 법적, 제도적 그리고 사회적 융합 인프라 구축이 필수적이라고 할 수 있다.

이에 필자는 건강에 영향을 미치는 요인간의 인과관계에 대하여 가설적 모형을 설정하고, 표본조사와 구조방정식모형이라는 통계분석을 통하여, 가설적 모형이 우리의 현실과 얼마나 일치하는지 적합성을 검증하였다. 그 결과 적합성이 있는 것으로 검증이 되어, 「건강영향요인의 인과모형분석 및 건강증진 시스템구축」이라는 논문을 발표하였다.

또한 이렇게 구축된 건강 증진 시스템을 실용화하기 위해 요가학, 아유르 베다 의학, 한의학, 현대의학, 긍정심리학, 심신의학, 스포츠 의학, 보완대체의학 등 다양한 인접학문의 건강관련 부분을 융합하여, '건강 증진학'이라는 건강 증진 융합 기술체계를 마련하였다. 이것은 각각의 학문적 본질을 유지하면서 통합을 한 것이 아니라, 건강관련 기술을 도출하여 근원적 통섭원리에 의해 하나로 융합한 기술체계이다.

이 책은 이렇게 태어난 건강 증진학을 소개하는 입문서로 총 3장으로 구성되어 있다. 제1장에서는 삶의 혁명이라고 하여 웰니스 패러다임을 소개하고 있으며, 제2장에서는 웰니스 패러다임의 주체인 건강과 행복에 관한 이론적 배경에 대하여 설명하고 있다. 제3장에서는 '무병장수로 가는 길'이라고 하여, 여섯 갈래의 길을 소개하고 있는데, 추상적인 것이 아니라 실현가능한 방법으로 설명하고 있다. 따라서 이 책은 이론서라기보다는 실천 중심의 실용서가 될 것이다.

또한 현실적 상황을 고려하여 누구나 쉽게 이해하고 실천할 수 있도록 배려하였다. 따라서 개인이나 가정, 보건소, 산업현장, 건강 증진센터와 같은 다양한 집단에서 건강 증진을 위해 활용할 수 있으며 특히, 고령화와 잘못된 생활습관에서 비롯된 만성질환을 예방하고 건강한 삶을 유지하도록 하는데 기여할 수 있을 것으로 생각된다. 이에 개인이나 가정 그리고 다양한 계층의 집단에서 적극적으로 활용해 볼 것을 제언하는 바이며, 본인 스스로 심신의 상태를 측정하고 평가하여, 자신의 건강문제를 본인이 스스로 해결하고 행복을 증진하기 위한 수단으로 활용하기를 기대한다.

이 책이 태어나기까지 많은 분들의 도움이 있었다. 박사학위 논문을 지도하여 주시고, 건강관련 강좌를 개설하도록 격려하고 지원해 주신 대전대학교 대학원 정광조 교수님, 인체근육 관련 삽화를 지원해 주신 한국운동처방연구회 오성호 회장님, 아로마요법에 대하여 감수를 해준 박사 과정 동기생인 최영주 교수, 변함없이 저술을 후원해주신 여래출판사의 정창진 사장님께 감사드린다. 또한 오늘의 내가 있게 해준 어머님과 서슴없이 사진모델이 되어준 예쁜 우리 딸 지연이, 굶기지 않고 잘 챙겨주는 귀염둥이 아내에게도 고마운 마음을 전한다.

우리의 인생은 크고 작은 수많은 일들의 연속이다. 이 책이 독자 여러분의 건강과 행복 그리고 아름다움을 추구하는 삶의 여정에 다소나마 보탬이 된다면 필자에게는 커다란 행복이 될 것이다.

2015년 봄

저자 성 낙 봉

제1장 뿌리부터 바꾸는 삶의 혁명

1. 병으로 오래 사는 유병장수有病長壽 시대 _13

2. 건강하고 행복한 무병장수無病長壽 시대 _17

제2장 무병장수의 주인공은 건강과 행복

1. 건강 이야기 _25

  1) 기준점 _26

  2) 기준점으로 돌아오는 길 _28

  3) 기준점으로 돌아오기 _30

  4) 무병장수의 건강 증진 요결 _32

2. 행복 이야기 _34

  1) 행복에도 공식이 있을까? _34

  2) 바람(욕구) 이야기 _35

  3) 바람에 따라 달라지는 삶의 질 _36

  4) 행복으로 가는 길 _37

  5) 행복으로 가는 기준점 _37

6) 세 가지 행복 _38

7) 한국인의 행복 _39

8) 이상적인 행복 _40

9) 건강하게 사는 비결 _42

10) 행복하고 아름답게 사는 비결 _45

3. 무병장수를 위한 여섯 가지 도구 _49

제3장 무병장수로 가는 여섯 갈래의 길

1. 몸과 마음 살피기 _61

2. 몸과 마음 다스리기 _76

1) 힐링은 몸과 마음 잘 다스리기 _76

2) 몸과 마음 잘 다스리기 _81

(1) 체온 _82   (2) 한의학 _86

(3) 음양오행 균형원리 _90   (4) 아유르 베다 의학 _96

(5) 요가 _99   (6) 요가로 건강한 생활하기 _112

(7) 아로마 _121   (8) 음식 _136   (9) 무병장수로 가는 길 _140

3. 몸과 마음 길들이기 _143

   1) 아침 _144

   2) 식사 _155

     (1) 아침 식사 _155   (2) 점심 식사 _157   (3) 저녁 식사 _157

   3) 저녁 _158

   6) 잠자기 전에 _171

   7) 하루 일과 중 _178

   8) 주말 _180

4. 몸과 마음 다이어트하기 _182

5. 행복 길들이기 _188

6. 삶의 뿌리부터 바꾸기 _195

7. 에필로그 _197

제1장 뿌리부터 바꾸는
삶의 혁명

제1장 뿌리부터 바꾸는 삶의 혁명

1. 병으로 오래 사는 유병장수有病長壽 시대

지금부터 하려는 이야기는, 당신의 노후에 대해 한번 생각해 보라는 것이다. 당신에게는 두 갈래의 길이 있을 것이다. 하나는 당신의 나이가 70~80세 아니 100세 이후가 되었을 때, 당신은 어떤 모습을 하고 있을 지, 또 하나는 자신이 가장 원하고 바라는 모습이 이루어진 모습을 상상해 보는 것이다. 과연 어떠한 모습을 하고 있을까? 정말 궁금하지 않는가?

먼저 우리의 현실을 기준으로 당신의 노후를 상상해 보자. 국제연합(UN)에서는 65세 이상의 인구가 7~14%일 경우 고령화 사회라고 하고, 20% 이상일 경우 초 고령화 사회라고 정의한 바 있다. 우리나라의 통계청 자료[1]에 의하면 2013년 8.5%로 고령화 사회로 접어들고, 2030년 29.9%, 2060년 58.5%로 전체 인구의 절반이 넘는 인구가 노인으로 채워져, 초 고령화 사회로 접어들게 될 것이라고 한다.

이 시점에서 우리나라 노인들의 실상을 들여다보자.

먼저 수명에 대해 살펴보자. 수명의 개념에는 평균수명, 기대여명 그리고 건강수명이라는 개념이 있다. 기대여명이란 어느 연령에 도달한 사람이, 그 이후 몇 년이나 더 살 수 있는 지 계산한 평균 생존연수이다. 평균수명은 태어난 시점부터 향후 생존할 것으로 기대되는 평균 생존 년수이다.

그럼 가장 중요한 건강수명이란 무엇일까? 건강수명은 전체 평균수명에서 질병이나 부상으로 고통 받는 기간을 제외한, 건강한 삶을 유지한 기간을 의미한다. 따라서 건강수명 수치가 높을수록, 질병이나 부상으로 고통 받는 기간을 제외하고, 건강한 삶을 유지하는 기간이 길어짐을 의미한다. 이러한 평균수명(0세 기대여명)과 건강수명에 대한 통계청 자료[2]에 의하면, 2011년 현재 남자의 평균수명은 77.65년, 여자는 84.45년으로 여자의 평균수명은 남자보다 6.8년이 더 길었으며, 최근 10년간 남녀의 평균수명의 차이는 감소하는 추세라고 한다. 건강수명은 2002년 67.8세에서 2007년 71세로 증가하는 추세이고, 2007년 건강수명 중 남자는 68세, 여자는 74세로 여자가 약 6년 정도 더 높게 나타나고 있으며, 2007년 건강수명과 2007년 현재 우리나라 출생 시 기대여명을 비교하면 10년의 차이가 나타나고 있다.

그러나 그 차이는 점차 줄어들 것으로 예상되고 중요한 것은, 평균수명과 건강수명의 차이인데 2007년의 경우 그 차이가 약 10년 정도라는 것이다. 이것은 건강하지 않고 질병에 걸려 고생하는 기간이 10년 정도 예상이 된다는 것으로, 80세에 사망한다고 가정하면 70세부터 질병에 시달리며 살아야 한다는 것을 의미한다.

실제로 2011년 노인의 질병에 관한 통계를 보면[3], 건강 상태 만족도에서 '매우 만족 3%, 만족 31%, 그저 그렇다 21.3%, 만족하지 않음 36.1%, 전혀 만족하지 않음 8.7%'로 나타났다. 이처럼 만족하기보다는 불만족한 것으로 나타나고 있고, 일반특성별 만성질환 자수 조사에서 '질환 없음이 11%, 1개 20.3%, 2개 24%, 3개 이상이 44%로 나타났으며, 평균 2.5개'의 만성질병을 갖고 있는 것으로 나타났다. 즉 3개 이상의 질환을 가진 노인이 44%이고, 평균 2.5개의 질환을 가지고 있는 것으로 나타났다.

그리고 인구 수 대비 만성질환자의 비율은 '고혈압, 골관절염 및 류마티즘 관절염, 당뇨, 요통, 좌골신경통, 골다공증, 고지혈증, 협심증, 심근경색, 백내장, 위 십이지장궤양, 위염, 요실금, 천식, 우울증, 피부병' 순으로 나타났다.

100세 시대라고 하지만 노인들은 질병에 시달리며 오래 살아야 하는 유병장수有病長壽의 현실에 처해 있고, 돈이 없으며 오래 사는 무전장수無錢長壽 그리고 일거리 없이 오래 사는 무업장수無業長壽의 삶을 살아가고 있는 것이다. 이러한 현실이고 보니 오래 산들 무슨 소용이 있고, 오래 산들 무슨 희망이 있겠는가? 아무런 희망

없이 생을 마감해야 할 날만을 기다려야 하는, 우리시대의 현 주
소가 서글플 뿐이다.

2. 건강하고 행복한 무병장수 시대

　필자가 아는 한 70세 노인의 2008년부터(당시 64세) 2010년까지 3년간 진료내역에 대한 자료를 보면(국민건강보험공단), 2008년의 진료 횟수가 151회(64세), 2009년에는 164회(65세), 2010년에는 171회(66세)였다. 진료비는 2008년에 6,567,180원으로 한 달에 본인 부담금이 174,729원, 공단 부담금이 372,535원이었다. 이 비용은 큰 병으로 입원하지도 않은 외래진료비로만 발생한 것이다. 1년 중 주말과 공휴일을 제외하면, 거의 매일 병원에 다니는 것이 하루 일과이고 하루에 복용하는 약은 한 주먹씩이나 되어 식사량보다 많았다. 그렇다고 병세가 좋아지는 것도 아니고, 그저 그런 상태를 유지하면서 연명하는 것이 고작이었다. 그러니 사는 것이 재미도 없고 사는 게 사는 게 아니었다.

　56세의 중년 여성의 경우 2008년의 진료 횟수가 33회(당시 49세), 2009년에는 51회(50세)의 진료를 받았고, 진료비에서도 2009년은 2,540,040원으로 연간 본인 부담금 813,000원, 공단 부담금이 1,727,040이 발생하였다.

　이러한 현실에 대하여 보건복지부의 분석 자료에 의하면, 청소년기의 나쁜 생활습관이 교정되지 않고 악화되어 만성질환으로 진행되고, 이를 제대로 관리하지 못하여 노년기에 악성 중증질환이 급증하는 것으로 분석하고 있다.[4] [그림 1][p. 21)과 같이 건강행태 악화로 인해 선행질환이 증가하고, 선행질환의 관리 미흡으로 인해 중증 만성질환으로 발전하는 것으로 분석되고 있다.

그렇다고 해서 우리의 현실이 암울한 것만은 아니다. 앞서 사례의 노인은 거의 매일 다니던 병원진료와 한 주먹이나 되는 약도 끊고 지금은 건강한 삶을 살아가고 있다. 그 이유는 이 책에서 소개하고 있는 건강 증진 융합 기술을 실천하고 있기 때문이다.

더욱 의미가 있는 것은 그 노인이 건강 증진 융합 기술을 처음 만났을 때는, 약물 과잉 복용으로 얼굴은 벌겋게 달아오르고 몸은 퉁퉁 부어 있었다. 특히 약물중독으로 인해 쇼크를 일으키고, 대책이 없었던 어려운 상황이었다.

또한 몇 년 전 텔레비전 방송[6]에 101세 되신 노인의 일상이 소개된 적이 있었다. 물론 드문 경우이기는 하나, 101세의 노인이 신나게 자전거를 타면서 자신이 운영하는 부동산 사무실로 출퇴근을 하고 있다. 그 노인은 병원이 무엇을 하는 곳인지 모를 정도로 건강하고 귀여운 증손자에게 용돈도 주며 어려운 사람을 만나면 조금씩은 나누기도 하면서, 그리고 가끔씩은 예쁜 할머니와 데이트를 즐기곤 한다.

같은 프로그램에서 소개된 82세의 할아버지는 오토바이를 타면서 신문배달을 하고 폐지를 주워서 파셨는데, 한 트럭이면 12~13만 원을 받는다고 한다. 이렇게 번 돈을 어려운 사람을 돕는데 사용한다고 하면서, 뿌듯하고 즐거워하시는 모습에 필자는 감동을 받았다. 그뿐 아니다. '전국노래자랑'을 30년째 활기차게 진행하고 계시는 89세(1927년생)의 방송인 송해 선생님 같은 분도 계시다.

그야말로 우리의 바람인 병이 없으며 오래 사는 무병장수無病長壽, 돈이 있으면서 오래 사는 유전장수有錢長壽, 일거리가 있으면서 오래 사는 유업장수有業長壽 그리고 남을 위해 베풀며 사는 미생장수美生長壽의 모습이다.

이 노인들이야말로 건강하고 행복하게 아름다운 삶을 누리고 계신다. 이러한 삶의 형태를 웰니스라고 한다. 웰니스Wellness는 웰빙Well being과 행복Happiness, 건강Fitness의 합성어로, 신체와 정신 그리고 사회적으로 건강한 상태를 의미한다.

'웰니스 산업의 연구'에서는 웰니스의 영역에 대하여, [그림2](p. 21)와 같이 정신, 신체, 사회, 환경의 4개 영역으로 구분하였으며[7], 이것을 다시 10개 영역으로 세분화하였다. 정신영역은 영적, 정서적, 지적, 마음 그리고 신체적 영역은 육체, 의료 영역으로 구분하였다. 또한 사회적 영역은 직업, 사회와 재정적 요소, 마지막으로 환경의 요소로 세분화하였다.

이 연구에서는 신체적, 정신적, 정서적 항상성의 유지는 물론 영적, 사회적, 지적 영역까지 확대시켜 행복 및 여가문화에 대해 포괄적으로 다루었다. 이는 웰니스의 영역과 항상성 유지라는 개념을 통해 웰니스 문화의 방향성을 시사하고 있다. 이러한 웰니스 문화의 방향성에 대한 과학적 근거로써, 이 책의 근간이 되고 있는 필자의 연구를 제시할 수 있을 것이다.[8] 이 연구가 비록 하나의 검증사례라고 하지만, 그 가치는 충분히 고려해 볼만하다고 판단된다.

이렇듯 건강하고, 행복하게 아름다운 삶을 살아가는 것을 웰니스Wellness라고 하고, 이렇게 삶의 질을 높이는 삶의 패러다임을 웰니스 혁명이라고 해도 좋을 것이다. 독자가 꿈에 그리는 삶의 형태는 아마도 웰니스의 패러다임이 아닐까 생각해 본다. 이 책은 웰니스 혁명을 안내하는 지침서가 될 것이다.

그러나 본 안내서가 아무리 훌륭하다고 해도 머릿속에만 들어 있고, 실천하지 않으면 진열장에 진열된 빵과 다를 바 없다. 그러므로 웰니스 패러다임의 주인공이 되는 것은 오로지 독자 자신의 몫이 될 것이다.

1 통계청 사회통계국 인구동향과의 인구 현황조사 자료(2012. 12월 장래 인구추계).
2 통계청(생명표, 제10135호).
3 보건복지부 노인정책관 노인정책과, 2011년 노인 10,544명을 대상으로 조사한 자료.
4 자료원: '2009년도 주요 만성질환관리사업 안내' 보건복지가족부(질병정책과).
5 앞의 자료원.
6 SBS '순간포착 세상에 이런 일이'라는 프로그램에서 방영된 내용이다.
7 지식경제부(한국정보통신산업진흥원 발행), 웰니스 산업의 비즈니스모델 분석을 통한 산업발전 방안 연구(2012.12).
8 성낙봉, 「건강영향요인의 인과모형분석 및 건강증진 시스템 구축」, 대전대학교 대학원 박사학위 논문(2015. 2).

그림 1

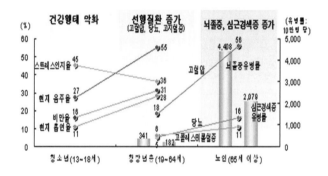

그림 2

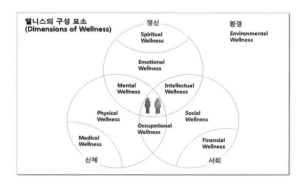

제2장 무병장수의 주인공은 건강과 행복

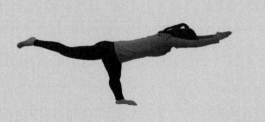

제2장 무병장수의 주인공은
건강과 행복

1. 건강 이야기

웰니스라는 말은 최근 웰빙이 확대된 개념으로 '건강, 행복, 아름다움'의 뜻을 내포하고 있다. 여기에서 건강이라는 말은 누구나 쉽게 아는 것 같으면서도, 무엇인지 말하라고 하면 머뭇거리기 마련이다.

건강의 한자 의미는 '굳셀 건健, 편안 강康'이다. 그러면 무엇이 굳세고 편안하면 건강하다고 할 수 있을까? 1948년 세계보건기구(WHO)의 헌장에서는 단순히 질병이 없거나 허약하지 않다는 것에 그치지 않고, 완전한 신체적, 정신적 및 사회적 안녕 상태로 정의하였다.

또한 1998년 세계보건기구 총회에서는 건강에 대한 새로운 개념으로 기존의 육체적, 정신적, 사회적 안녕에 영적인 안녕을 추가하기로 결정하였다. 따라서 건강은 신체적, 정신적, 사회적 그리고 영적으로 모든 영역에서, 굳세고 편안한 상태에 있으면 건강하다고 할 수 있을 것이다. 즉 [그림 3](p. 52)에서처럼 건강이란 개인중심의 내재적인 문제에서만 비롯되는 것이 아니라 환경, 문화, 정치, 교육 등이 다면적으로 작용하면서 이루어진다는 것이다.[9]

요즈음 학계에서는 아건강亞健康이라는 신조어가 등장하고 있다. 1980년대 러시아의 버크만N. Berkman은 표본조사와 통계정리를 통하여, 건강과 질병 사이에 제3 상태가 존재한다고 최초로 보고하였다.[10] 이러한 건강에 대하여 2010년 건강보험 통계연보에 의하면 건강 8.1%, 질병 30.1%, 아건강이 61.8%로 나타났고,[11] 최근 세계보건기구의 발표에 의하면 전 세계인구 중 아주 건강한 사람 5%, 환자 20%, 나머지 75%는 아건강 상태라고 하였다.[12] 이렇듯 가장 많은 비중을 차지하고 있는, 아건강에 대한 생의학적 근거는 항상성 Homeostasis(언제나 변하지 않는 성질)에 있다. 즉 항상성이 균형을 이루면 건강하고, 항상성의 균형이 깨지면 질병 상태에 이르는데, 아건강은 그 중간 상태로 보면 될 것이다. 그렇다면 항상성이란 어떤 것인지 살펴보기로 하자.

1) 기준점

세계보건기구에서는 건강의 개념을 웰빙Well being의 문화적 가치에 근거를 두고, 생물의학의 항상성Homeostasis 모형으로 설명하고 있다. 그렇다면 구체적으로 항상성이란 어떤 것일까?

건강은 '굳셀 건健', '편안 강康'으로 굳세다고 하는 것은 어떠한 것일까? 힘이 세다는 것인가? 아니면 딱딱하고 견고하다는 것인가? 어쨌든 굳세게 버텨주면 편안하다. 그러나 지나치게 굳세면 부러지기 쉬워 부드러움이 필요하다. 그렇다면 진정한 부드러움은 어떤 것인가? 해답은 '져주는 것이다.' 상대가 밀어붙이면 밀려나주고, 때리면 맞아주고 당기면 끌려가준다. 그러나 여기서 잊어서 안 되는 사실은 자신이 머물렀던 자리이다. 아무리 밀려나고 당겨져도 돌아올 자리가 있으면 된다. 돌아올 자리를 잊지 않고, 때가 되면 돌아온다. 흔들리지 않고 피는 꽃은 없다. 이것이 부드러움이요, 진정한 굳셈이요, 강함이다. 중요한 것은 머물렀던 자리를 알고 있어야 한다는 것이다.

이것을 항상성이라 하고 세트 포인트Set Point라고 하며, 머무른 자리를 '기준점'이라고 한다. 기준점이 명확하면 아무리 멀리 갔어도 돌아올 자리가 있고, 밀려나도 돌아오고 당겨져도 돌아온다. 이것이 진정한 굳셈이요, 진정한 강함이다. 살다보면 이런저런 일들이 많다. 그때마다 버티다 보면 지치기 마련이고, 너무 지치면 쓰러지기 마련이다. 이런저런 일들을 겪으면서 밀려오면 밀려나고, 당기면 당겨지기도 하면서 때가 되면 제자리로 돌아온다. 이것이 진정 건강하게 사는 비결이다.

그럼 기준점은 어떤 것일까? 생각해 볼 일이다. 이러한 기준점에는 체온, 혈압, 호흡, 맥박과 같은 생리적 기준점과 체중, 체지방률, 허리둘레와 같은 물질적 기준점도 있다. 또한 분노, 좌절, 죄책감, 우울, 불안과 같은 부정적 정서와 용서, 즐거움, 상쾌함, 편안함, 감사와 같은 긍정적 정서가 있고, 긍정과 부정을 가르는 마음의 기준점이 있다. 그래서 생리적·물질적·마음의 기준점이라고 하는 세 가지 기준점이 있음을 알고, 세 가지 기준점으로 돌아오면 굳세고 편안하다. 웰니스에서 건강이란 단지 세 가지 기준점으로 돌아오는 길을 알면 되는 일이다. 웰니스의 혁명은 여기에서 출발한다.

2) 기준점으로 돌아오는 길

항상성은 내외적으로 자극을 받아도, 내부적으로 항상 동적 평형[13]을 유지하는 것이다. 이처럼 항상성을 유지하도록 하는 것을 항상성 기전Homeostasis Mechanisms이라고 한다. 항상성 기전이 정상적으로 작용하지 않을 때, 그 결과는 질병이나 기능부전으로 나타나게 되는데, 항상성의 불균형은 다양한 장애와 관련 된다.[14] 이에 항상성 기전의 되먹임 회로를 살펴보고, 우주의 탄생 과정과 항상성 기전의 관련성을 살펴보도록 하자.

이 세상은 한 점에서 시작되니 이를 무극無極이라고 하였으며, 그 점 안에는 뜨거운 기운과 차가운 기운이 잠을 자고 있으니, 이를 태극太極(우주만물의 근원인 음양이 결합된 상태)이라고 하였다. 뜨거운 기운을 양陽이라고 하고 차가운 기운을 음陰이라고 하였으며, 이는 축구장보다 더 넓은 텅 빈 공간 속에서 쌀알보다 적은 크기의 미립자로 존재한다.

137억 년 전 이러한 태극에서 뜨거운 기운(양)이 점점 커져 폭발을 하니 과학자들은 빅뱅이라 하였다. 폭발 후 점점 팽창하여 양의 기운이 극에 달하니 차가워지기 시작하였고, 차가움이 극에 달하니 점점 오그라들어 별이 생겨나기 시작하였다. 이렇게 별이 생기고 이 별은 점점 오그라들어 극에 도달하니 열이 오르고, 또 열이 오르니 다시 팽창하여 폭발을 하는, 끝없는 생멸 변화의 우주역사는 시작되었다.

차가운 기운은 음이요, 따뜻한 기운은 양이다. 우주의 변화는 이렇듯 음양의 변화에 의해 시작이 되었다. 이러한 생멸의 반복에 의해 태양계가 생겨나고 은하계가 무수하게 생겨났으며, 지구도 이러한 생멸 변화의 과정 속에서 46억 년 전에 태어나 오늘에 이르렀다. 결국 생멸 변화의 근원은 우주 속에서 가장 강한 힘! 뜨거운 기운(열, 양)과 차가운 기운(한, 음)의 변화에 의함이다. 이 두 기운에 의해 생(木), 장(火), 수(金), 장(水)의 변화(土)가 일어나니 이를 오행五行이라고 하였다.

생生은 씨앗에서 새싹이 돋는 것이고, 장長은 그것이 무럭무럭 자라서 번성하는 것이다. 수收는 열매를 맺기 위해 걷어들이는 것이고, 장藏은 다시 씨앗이 되어 저장하는 것이다. 이러한 오행 변화에 의해 우주만물이 생멸生滅(생겨나고 소멸)하여 오늘에 이르렀다.

따라서 이 세상의 모든 변화는 서로 돕기도 하고(상생相生), 서로 견제도 하면서 균형을 이루니(상극相剋), 이 세상의 모든 것은 오행의 손바닥에 놓여 있다. 이것이야말로 기준점으로 돌아오는 길이다.

이 세상 모든 변화의 근원인 오행을 잘 다스려 조화를 이루고, 오행 변화의 근원인 뜨거운 기운과 차가운 기운이 조화를 이루면 만사형통萬事亨通(모든 일이 뜻대로 잘 이루어짐)이다. 따라서 이 세상의 모든 존재는 음양과 오행 속에 존재하니, 이 세상 모든 존재의 음양 오행 변화를 읽으면 이 세상 모든 존재의 주재자가 될 수 있다.

이 원리를 알고 이 세상의 모든 존재를 한(寒, 음), 열(熱, 양)로 배당하고 조화를 이루도록 조절하면(상생과 상극의 이치), 항상성이 균형을 이루어 기준점으로 돌아온다. 이러한 한열 균형의 이치를 물리학에서는 '열평형학'Thermostatics이라고 한다. 전도[15], 대류[16], 복사[17]에 의해 인체와 환경 간에 열을 주고받으며 기준점(열평형 상태)으로 돌아온다. 이렇게 하면 굳셀 건健 편안 강康! 기쁘고 만족스러운 행복한 삶을 영위할 수 있을 것이다.

3) 기준점으로 돌아오기

항상성은 기준점이라는 것이 있어서 기준점을 벗어나더라도 다시 돌아오는 성질이라고 하였다. 그래서 과학자들은 인체와 환경 간에 항상성을 유지하면 건강하고, 항상성이 파괴되면 건강을 잃는다고 하였다.

이제 기준점으로 돌아오는 과정을 좀 더 세밀하게 살펴보자. 신체의 내장기능을 조절하는 신경계의 영역을 자율신경계라 부른다. 자율신경계는 교감신경과 부교감신경으로 구성되어 있는데, 부교감신경은 우리가 잠을 잘 때 편안하게 이완하는 기능을 하고, 교감신경은 우리가 위험에 처하게 되면 도망가거나 싸움을 하도록 만드는 기능을 한다. 이들은 서로 상반되게 작용하는데, 그 활성의 균형에 의해 신체의 항상성이 유지된다.

교감신경(양)과 부교감신경(음)의 활성(음양)비율에 따라 체온, 맥박수, 호흡수, 혈압 등의 기준점이 정해진다고 하며, 이를 활력지수Vital Sign라고 하는데 이들은 각기 돌아오는 기준점이 있다. 이 기준점을 벗어나면 얼른 알아차리고 제자리로 돌아오도록 조절해 주면 건강하고, 오랫동안 돌아오지 않으면 질병에 걸린다. 사람들은 이러한 이치를 모르고 조금만 아파도 참지 못하고 약을 쓰고 수술을 받는다. 내 몸 안에 있는 면역 시스템(세균이나 바이러스에 저항하는 인체 방어 능력체계)이 할 일이 없게 만들어서 면역 시스템이 무너지게 만들고 면역 시스템이 무너지면, 너무나 쉽게 질병에 걸리고 오래오래 낫지 않아 악순환이 반복된다.

또한 긍정 정서는 부정 정서의 해독제[18]라고 하였다. 긍정 정서는 생리적, 심리적 기능을 원 상태로 회복시키는 일을 한다. 따라서 긍정적 의식과 부정적 의식의 적절한 균형을 유지하도록 하는 것이 건강하게 사는 비결이다. 긍정적 의식과 부정적 의식의 적절한 균형 상태가 마음의 기준점이다. 마음이 부정적으로 기울면 면역력이 저하되어 질병에 쉽게 걸리고, 긍정적으로 기울면 면역력이 강화되어 질병이 자연치유 될 수 있다.

또한 신체 조성은 에너지 섭취량(음)과 소모량(양) 간의 균형이 중요하며, 비만은 에너지 섭취량이 에너지 소모량보다 많을 때 일어난다고 하였다. 즉, 비만은 여러 가지 요인들에 의해, 에너지 항상성이 불균형(음>양)을 이룰 때 나타난다. 비만은 그 자체로서는 질병이라고 할 수 없지만, 각종 질병의 주된 원인으로서 동맥경화, 고혈압, 당뇨병, 고지혈증, 호흡질환, 관절질환, 심장관상동맥질환, 우울증, 수면 무호흡증, 각종 암 등의 위험에 쉽게 노출된다. 따라서 에너지 섭취량과 에너지 소모량이 균형(음=양)을 유지하도록 기준점을 관리하는 것이 중요하다. 많이 먹었으면 운동량을 늘려주고, 운동량이 줄었으면 먹는 양을 줄여서 기준점으로 돌아오게 하면 된다.

이렇듯 건강은 신체적, 심리적, 정신적, 영적, 사회적 관계의 외적 또는 내적 변화에 적절하게 대응하여 균형을 이루는 일이라고 할 수 있다. 이를 위해 각각의 영역별로 기준점을 잘 알고 그 기준점으로 돌아오면 누구나 건강을 유지할 수 있을 것이다.

4) 무병장수의 건강 증진 요결

'요결'要訣이라는 말은 '어떤 일을 해결하거나 이루는 가장 중요한 방법'이라고 정의할 수 있다. 그렇다면 건강을 증진하는데 가장 중요한 방법은 무엇일까?

[그림 4](p. 52)와 같이 건강을 잃는 것은 한열의 불균형에서 비롯된다고 하였으니, 한열이 균형을 이루면 건강은 저절로 회복이 된다. 그러므로 한열의 균형이 파괴되기 전에 기준점으로 돌아오도록 한열을 조절하는 것이 건강 증진 요결의 핵심일 것이다.

서두에서 언급한 건강 증진학은 건강 증진 요결을 과학적으로 실천하기 위한 학문적 기술체계이다. 이러한 건강 증진학은 「건강 영향요인의 인과모형분석 및 건강증진 시스템구축」이라는 논문[19]에 근거하여, 그 모습을 드러내게 된 성과이다. 이는 건강과 행복 그리고 아름다움을 추구하는 웰니스 문화의 새로운 패러다임을 창출할 것으로 기대되며, 또한 웰니스 문화의 학문적 근거로서 자리매김을 하게 될 것이라고 예견(미리 내다보다. 짐작)하는 바이다.

2. 행복 이야기

1) 행복에도 공식이 있을까?

행복은 '생활에서 기쁨과 만족감을 느껴 흐뭇한 상태'라고 한다. 기쁨은 바라는 것, 기대하는 것을 얻었을 때 느끼는 감정이요, 만족감은 욕구 즉, 부족한 것이 채워졌을 때 느끼는 감정이다. 그러므로 행복은 바라는 것을 얼마나 얻었는가? 즉 바라는 정도와 성취의 결과에 관한 문제이다. 따라서 성취수준을 욕구수준으로 나눈 계산식을 행복공식이라고 하자.

행복 = 성취수준 / 욕구수준

즉, 성취수준이 높아도 욕구수준이 더 높으면 행복할 수 없고, 반면에 욕구수준이 낮으면 성취수준이 낮아도 쉽게 행복할 수 있다. 이렇듯 성취수준과 욕구수준은 서로 반비례하는 것으로 나타나고 있으니 진정 행복의 비결은 어떤 것일까?

2) 바람(욕구) 이야기

사람이 살면서 무엇을 바랄까? 건강을 바랄까? 물론 중요하지만 그것이 전부는 아니다. 건강하고 나면 또 다른 무엇인가 바라는 것이 나타나기 마련이다. 그래서 매슬로우[20]는 욕구단계설을 주장하였다. 첫 번째 단계는 먹을 것을 바라고 자손을 번식하려는 생리적 욕구이다. 두 번째 단계는 불안으로부터 벗어나려는 안전의 욕구이다. 세 번째 단계는 혼자 있으면 외로움을 타게 되고, 다른 사람들과 어울리고 싶어 하는 사회적 욕구이다. 네 번째 단계는 사회조직의 리더가 되고 싶어 하는 자존의 욕구이다. 다섯 번째는 숨어 있는 소질을 계발하고 싶어 하는 자아실현 욕구이다.

자아는 기준점이 어디에 있는가에 따라 구별하는데, 그 기준점이 자기 이익을 추구하는 이기심에 있으면 '이기적 자아'(Ego)라 하고, 타인을 위해 배려하는 이타심에 있으면 이기심을 넘어섰다는 의미에서 '이타적 자아'(초월적 자아)라고 하자. 따라서 자아실현 역시 이기적 자아의 실현과 초월적 자아의 실현으로 구분할 수 있겠다. 그래서 이러한 욕구의 단계에 따라 첫 번째 바람이 이루어지면, 두 번째 바람을 타고 세 번째, 네 번째, 점차 계단을 오르듯 올라서 자아실현 욕구까지 오르게 된다. 자아실현 욕구에 이르면 자연스럽게 이기적 자아를 실현하게 되고, 삶의 경륜이 쌓이고 자기 수양이 깊어지면 이타적 자아를 실현하게 된다. 그러나 문제는 생리적 욕구에 있는데, 생리적 욕구에 매달리다보면 그 끝이 어디인지 알 수 없어 그것이 문제이다.

3) 바람에 따라 달라지는 삶의 질

'지구촌 이야기'(2010년 10월 16일)라는 TV방송에서 복권 당첨자들이 사는 것을 소개하였다.

독일의 올리버 씨는 몇 년 전에 100억 원의 복권에 당첨되었는데, 방탕한 생활을 한 결과 지금은 월세 방에서 살고 있고, 미국의 휘태커 씨는 3,000억 원의 복권에 당첨되었는데, 방탕한 생활과 약물중독으로 사망하였다고 한다. 반면, 낡은 집에서 암 투병 중인 아내와 어렵게 살아가는 프랑스의 노부부가 있었는데, 어느 날 기적과 같은 일이 일어났다. 120억 원의 복권에 당첨된 것이다. 노부부는 이렇게 어려운 상황임에도 불구하고, 더 어려운 사람을 위해 사용해 달라고 전액을 기부하였다고 한다.

인도에 한 성자가 살고 있었는데, 임금과 신하들이 모여서 진짜 성자인지 알아보려고 성자가 사는 집 마당에 황금덩어리를 놓고 밤새 지켜보았다고 한다. 아침에 성자가 나오더니 황금덩어리를 깔고 앉아 대변을 보고 방으로 들어갔다고 한다. 황금덩어리가 변기로 사용된 것이다. 누가 행복할까?

이처럼 '무엇을 바라는 가'에 따라 삶의 행태가 달라지고 삶의 질이 달라진다고 할 수 있는데, 과연 매슬로우의 주장처럼 진정으로 욕구가 단계적으로 발전하는 것일까?

4) 행복으로 가는 길

사람들은 무엇을 통해 행복을 추구하는 가?

어떤 사람들은 재미난 영화를 보거나(시각), 기분 좋은 말을 듣거나(청각), 향기로운 냄새를 맡거나(후각), 맛있는 음식을 먹거나(미각), 사랑하는 사람의 피부를 쓰다듬을 때(촉각) 즐겁고 사는 재미를 느낀다. 이러한 시각, 청각, 후각, 미각, 촉각을 오감이라고 하며 사람들은 이렇듯 오감을 즐겁게 하는 데서 행복을 느낀다. 또한 어떤 사람들은 경쟁에서 이기는 것을 통해 행복을 느끼며(승리의 기쁨), 어떤 사람들은 일에 대한 몰입(어떤 대상에 깊이 파고들거나 흠뻑 빠진 상태)에 의해 행복을 느낀다.

이처럼 오감을 통해 행복을 느끼고, 경쟁에서 승리하는 것에 의해 행복을 느끼며, 삶에 대한 책임이나 가치실현에서 행복을 느끼고, 잠재적 소질을 계발하고 능력을 키워서 인류복지에 기여하는 삶에서 행복을 느낀다. 이러한 각각의 행복 경로를 매슬로우의 욕구단계에 의해 분류하면 어느 단계에 해당될까?

5) 행복의 기준점

긍정심리학자들은 행복의 등식으로 '행복 = 기준점(50%) + 삶의 상황(10%) + 의지적 활동(40%)'[21]을 제시하였다. 여기서 기준점이란 타고나는 것으로 일시적으로, 높거나 낮은 수준의 정서를 경험하고 돌아오는 정서의 평균수준을 의미한다. 이때 평균수준이 긍정적이면 행복하고, 부정적이면 불행하다고 하는 것이 핵심이다.

삶의 상황은 나이, 직업, 경제력, 건강, 교육수준, 신체적 매력도, 가족 간 화목 등이고, 의지적 활동은 개인의 동기와 의지에 의해서 선택된 자발적 활동을 의미한다. 이렇듯 행복을 결정하는 요인들은 매우 다양하다. 이러한 결정요인을 행복의 기준점Happiness Set Point이라고 한다.

6) 세 가지 행복

영국의 BBC방송 인터넷 판에서 '행복 = P+(5xE) + (3xH)'라고 하는 행복공식[22]을 발표한 적이 있다. 이 행복공식의 주요 구성요소인 개인적 특성(P)은 긍정심리학자들의 행복의 등식에서 기준점과 유사한 개념이고, 삶의 조건(E)과 의지적 활동(H)은 삶의 상황과 선택 의지와 유사한 개념으로 받아들여도 무리는 아닐 것이다.

따라서 행복모델은 '개인적 특성(P), 삶의 상황(E), 선택 의지(H)'에 의해 결정된다고 할 수 있다. 여기서 개인적 특성은 돌아오는 정서의 기준점이고, 삶의 상황은 삶의 조건이며, 선택 의지는 높은 가치를 추구하려는 경향이다. 이러한 기준을 근거로 유추하면 [그림 5](p. 53)와 [그림 6][23](p. 53)과 같이 행복은 생존형 · 자존형 · 초월형 행복모델의 세 가지 모델로 분류할 수 있을 것이다.

첫째, 생존형 행복모델을 살펴보자. 기준점이 10%이고, 삶의 상황은 80%이며, 선택적 의지는 10%이다. 이는 여러 상황을 고려하여 가중치를 정한 것으로, 매슬로우 욕구단계설의 생리적 욕구와 안전의 욕구인 1~2단계의 욕구를, 삶의 상황이 얼마나 충족시켜 주었는가에 따라 행복과 불행이 결정된다는 판단이다.

둘째, 자존형 행복모델을 살펴보자. 기준점이 20%이고, 삶의 상황은 50%이며, 선택적 의지는 30%이다. 이는 심리학자 로스웰 & 코언의 행복공식의 가중치를 반영한 것이다. 주변 사람과 편안한 관계를 유지하려는 사회적 욕구와 리더가 되고 싶어 하는 자존의 욕구인 3~5단계의 욕구가 얼마나 충족되었는가에 따라 행복과 불행이 결정된다고 하는 판단이다.

셋째, 초월형 행복모델을 살펴보자. 기준점이 50%이고, 삶의 상황은 10%이며, 선택적 의지는 40%이다. 이는 긍정심리학자들의 견해를 반영한 5단계의 욕구이다. 어떠한 자아실현 욕구를 얼마나 충족하였는가에 따라 행복과 불행이 결정된다.

7) 한국인의 행복

2006년도 한국갤럽에서는 전국 1,634명을 대상으로, 행복에 대하여 1:1 면접조사를 한 결과, 행복결정요인으로 건강이 60.3%, 가족 간 화목 18.3%, 돈 10.6%, 인간관계가 3.2%로 나타났다.

이러한 결과를 행복모델의 기준에 의해 분석하면, 삶의 상황에서 건강이 60.3%로 가장 높게 나타났고, 돈이 10.6%, 가족 간의 화목이 18.3%로 합계 89.2%로 나타났다. 따라서 세 가지 행복모델을 기준으로 2006년도 한국갤럽조사의 결과를 살펴보면, 그때 당시의 우리나라의 행복모델은 생존형 행복모델이라고 유추할 수 있을 것이다. 우리나라뿐 아니라 대부분의 나라에서도 비슷한 결과가 나올 것으로 예상된다. 그 이유는 내가 먼저 살아남아야, 남을 생각할 여유도 생겨나기 때문이다. 따라서 대부분의 사람들은 우선 생존형 행복을 위해 노력하고, 생존문제가 해결되면 자존형 행복과 초월형 행복을 추구하는 것이 일반적인 삶의 모습이다. 이것은 매슬로우의 욕구단계설과 일치하는 견해이다.

그러나 간혹 실제 삶의 현장에서는 가난에 쪼들리고 암으로 투병하면서도 복권에 당첨된 막대한 돈을 전액 기부하는 프랑스의 노부부와 같은 사람이나, 황금덩이를 변기로 사용하는 인도의 성자와 같은 삶을 살아가는 사람들도 있다. 이처럼 생존형 행복을 추구하는 삶의 모습이 주류를 이루고 있지만, 그에 반해서 자존형 행복이나 초월형 행복을 추구하며 살아가는 사람들의 모습도 발견되고 있는 것이 우리의 현실이다.

8) 이상적인 행복

데이비드 홉킨스라고 하는 학자는 20여 년 간 수천 명을 대상으로 여러 연구팀에 의해 운동역학적인 근육테스트를 수백만 번을 실시하였다. 그 결과 '의식의 지도'[24]를 발표하여 의식의 레벨을 수치화하였다. 이에 대해 주관적이라는 비판적 시각도 있으나, 의식 레벨을 수치화하여 과학적 연구의 근거를 마련하였다는 점에서 그 의미가 있다고 여겨지고, 행복을 규정하는 데 중요한 단서로 활용되어질 수 있을 것이라고 사료된다.

가장 낮은 의식수준의 수치는 굴욕감·수치심으로 20이고, 슬픔 75, 욕망 125, 분노 150, 자존심 175, 용기와 긍정은 중간으로 200이며, 용서 350, 감사와 기쁨은 540이고, 축복·평화·하나 됨은 600, 순수의식과 깨달음은 700~1000이라고 한다. 여기서 수치의 객관성이나 정확성을 논하기 보다는, 의식수준에 대한 개념을 계층별로 구분하였다는 점에 의미를 둔다.

따라서 필자는 의식수준에 대하여 세 가지 분기점을 제시한다. 긍정과 부정 그리고 초월이다. 부정은 200 이하의 낮은 의식 수준이고, 긍정은 200, 350, 540의 의식수준이며, 초월은 600 이상의 높은 의식수준이다. 여기서 두 가지를 전환점으로 볼 수 있는데 긍정과 초월이다. 긍정은 부정을 소멸하는 것이고, 초월은 욕망을 버리게 하는 삶의 혁명적 사건이다.

또한 부정적 의식수준은 생존형 행복모델의 결과를 낳고, 긍정적 의식수준은 자존형 행복모델의 결과를 낳으며, 초월적 의식수준은 초월형 행복모델의 결과를 낳는다. 이 기준으로 살펴볼 때, 독일의 올리버 씨나 미국의 휘태커 씨의 경우처럼 막대한 복권당첨금을 방탕한 생활에 사용하여, 오히려 불행한 종말을 맞은 경우와 반면에 가난에 쪼들리고 암 투병에 시달리면서도 복권 당첨으로 받은 막대한 돈을 전액 기부한 프랑스 노부부와 황금덩이를 변기로 사용하는 인도 성자의 의식수준은 어느 행복 수준이었을까?

9) 건강하게 사는 비결

지금까지 이야기를 정리하여 '건강하게 사는 비결'에 대하여 알아보자. 건강증진이론에 대한 대표적 연구는 놀라 팬더Nola J. Pender의 '건강증진모형'[25]이다. 건강증진모형(Model)[26]은 건강 증진 행위에 영향을 미치는 요인간의 인과관계(원인과 결과의 관계)에 대한 모형을 제시한 것이다. 놀라 팬더의 건강증진모형은 개인의 성향과 개인의 환경이, 이전에 경험적으로 느꼈던 긍정적 경험에 영향을 미치고 이것이 다시 건강 증진 행위(건강증진 생활습관)에 영향을 미친다고 하는 것이다. 이러한 모형에서 건강 증진 행위는 영양·운동·건강 책임[27]·스트레스 관리·대인관계 지지·자아실현의 여섯 가지 행위이다. 결과적으로 이러한 여섯 가지 행위가 건강에 영향을 미치게 되고, 이러한 건강 증진 행위에 대하여 개인의 성향과 긍정적 경험이 중요한 요인으로 작용한다고 하는 것이다.

이러한 건강증진모형에 대해 '지나치게 광범위하고 추상적이어서, 현실적으로 적용하기에 어려움이 많다'는 비판적 시각도 있다. 이에 필자는 건강 증진 행위가 건강에 어떻게 영향을 미치는

지, 그리고 다른 건강 영향 요인은 어떠한 것이 있는지를 알아보고, 이러한 건강 영향 요인의 인과관계가 어떻게 구성되어 있는지를 분석하고자 '건강 영향 요인의 인과모형'에 대한 연구를 실시하였다.

그 결과 '여섯 가지의 건강 증진 행위가 신체적 항상성과 마음 항상성에 영향을 미치고, 이것이 다시 건강에 영향을 미친다'고 하는 가설적 인과구조모형을 [그림 7](p. 54)과 같이 설정하였다. 또한 가설적 모형이 현실과 부합하는지를 검증하여 「건강영향요인의 인과모형분석 및 건강증진 시스템구축」이라는 논문을 발표하였다.

그 내용을 요약하면 항상성(Homeostasis)이란 내內환경(인체 내부 환경)의 정적(움직임이 없는 상태), 동적(움직임이 있는 상태) 평형 상태를 유지하는 것으로, 특히 모든 기관과 조직은 이러한 일정한 상태를 유지하는 데 도움이 되는 기능을 수행하게 된다.[28]

하지만 우리의 삶은 인체가 항상성을 유지하도록 내버려두지 않는다. 여러 가지 상황에 의해 스트레스를 받게 되고, 이러한 스트레스는 항상성의 균형을 깨뜨리기 마련이며, 항상성의 균형이 깨지면 건강을 잃게 된다. 즉 활력지수(Vital Sign, 체온, 혈압, 맥박, 호흡)가 기준점을 벗어나게 되고, 신체조성이 기준점을 벗어나 지나치게 비대해지거나 왜소해지기도 있다. 또한 심리적으로 불안정하여 불면증이 올 수도 있고, 지나친 긴장으로 인해 여러 가지 질병을 유발하기도 한다.

건강 증진 행위는 신체적 항상성의 체온, 혈압, 맥박수, 호흡수 등의 활력지수와 신체조성 즉 체중, 체질량지수, 체지방량, 체지방률, 허리둘레 등의 주 원인인 에너지 항상성에 영향을 미친다. 이러한 활력지수와 신체조성은 다시 건강에 영향을 미치는 것으로 나타났다. 활력지수는 자율신경계[29]의 기능에 의해 결정되는 지수이고, 신체조성은 섭취하고 소모한 에너지의 균형에 의해 결정되는 지수이다.

따라서 건강을 유지하기 위해서 건강한 생활습관과 활력지수를 조절하여 기준점으로 돌아오게 하고, 에너지 섭취와 소모의 비율을 조절하여 비만을 해소해야 한다. 이는 에너지 항상성을 유지하려는 생리적 기전機轉이며, 이러한 생리적 기전은 결과적으로 건강 증진 행위의 영향을 받아 건강에 영향을 미치도록 중간에서 연결하는 매개(중간에서 양편의 관계를 맺어 줌)역할을 한다.

또한 마음의 항상성을 유지하려는 기제[30]는 건강 증진 행위가 마음의 정서적·정신적·영적 영역에 영향을 미치게 되는데, 마음 항상성의 기제가 이것을 긍정적으로 받아들이는가, 아니면 부정적으로 받아들이도록 하는가를 결정하는 매개역할을 한다. 구체적으로 긍정과 부정의식의 비율이 황금비율[31]을 이루도록 마음을 조절하여 기준점으로 돌아오도록 하는 것이다.

생활습관(건강 증진 행위)과 경제력이 [그림 7](p. 54)과 같이 에너지 항상성과 마음 항상성에 영향을 미치고, 이것이 다시 건강에 영향을 미친다. 따라서 건강 증진을 위한 6가지 행위가 균형을 이루고, 에너지 항상성과 마음 항상성을 유지하면 건강하게 살 수 있다.

따라서 건강하고 행복하게 살기 위해서는 건강 증진 행위가 에너지 항상성과 마음 항상성이 균형을 이루도록 건강한 생활습관을 유지하는 것이 건강하게 사는 비결이 될 것이다.

10) 행복하고 아름답게 사는 삶의 비결

먼저 행복에 대하여 이야기 해보자. 행복은 '무엇을, 어느 만큼 바라는가'에 관한 것이고, '어느 만큼 이루었는가'에 대한 이야기이다. 여기서 '무엇을'은 대상을 의미하고, '바라는가'는 욕구에 관한 이야기이며, '어느 만큼'은 욕구수준과 성취수준을 의미한다. 원하는 바를 어느 만큼 얻었는가에 따라, 즉 '성취수준/욕구수준=어느 만큼'에 의해 행복이 정해진다고 하는 것이다.

그러면 어느 만큼에 대하여 알아보자. 앞에서 행복공식에 대하여 이야기 하였는데, 성취수준이 40이라고 할 때 욕구수준이 20이면 답은 2(40÷20=2)이다. 그러나 성취수준이 40인데 욕구수준이 1이면 답은 40이다. 그 결과는 욕구수준이 20일 때보다 1일 때, 행복수준이 38만큼(40-2=38) 더 높게 나타나는 것이다.

인도의 고대 서사시 가운데 『바가바드 기타』라는 경전이 있는데, '포기는 즉시 평안을 낳는다'(12. 12)[32]라고 하는 경구가 있다. 이것은 행복에 이르는 방법을 쉽고 간명하게 알려주는 것이라고 여겨진다.

따라서 현실적인 여러 가지 어려움으로 인해 성취(바라는 것을 이룬 것)수준이 낮더라도, 자신의 욕구수준을 낮추면 쉽게 행복해 질수 있다. 내 자신의 욕구수준을 낮추는 것은, 외부의 압력과 상관없는 일이기에, 내 마음만 잘 다스리면 가능한 일이다. 그러므로 아주 작은 성취로도 행복할 수 있고, 아주 큰 성취로도 불행할 수 있다. 이것은 내가 어느 정도를 원하는 가에 달려 있고, 그 욕구수준을 얼마나 잘 조절하는 가에 달려 있다. 그러므로 욕구수준을 조절하는 것이 행복에 도달하는 비결인 셈이다.

'무엇을'이 의미하는 바에 대하여 알아보면, 매슬로우는 욕구 5단계설을 주장하였고, 필자는 이를 생존형·자존형·초월형 행복 모델로 분류하였으며 매슬로우의 욕구단계설을 1~4단계의 욕구는 낮은 수준의 욕구라고 하였으며, 낮은 수준의 욕구는 생존형 행복이나 자존형 행복에 속한다고 하였다.

그러나 5단계의 자아실현 욕구는 높은 수준의 욕구로 평가해야한다. 자아실현이란 자신이 타고난 재능인 소질을 계발하여 현실능력으로 전환한 것을 의미하며, 자아실현의 욕구는 소질을 계발하여 현실능력으로 전환하고자 하는 욕구이다. 따라서 자존형 행복은 이러한 욕구가 충족되었을 때 얻는 즐거움과 만족감에서 비롯된다. 이것은 5단계 욕구에 의해 얻는 행복일지라도 자존형 행복에 해당된다. 자아실현에 의한 행복인데 초월형 행복이 아니고, 자존형 행복으로 분류하는 이유는 '아름다운 삶'의 의미 때문이다.

행복하게 사는 것은 어느 수준의 욕구에서나 가능하다. 그러나 아름답게 사는 것은 의미가 다르다. 단순하게 행복하게 사는 것은 대상에 상관없이 그저 즐겁고 만족스러우면 행복하다.

그러나 아름답게 사는 것은 보다 높은 차원의 가치를 추구하고 보다 높은 차원의 삶을 의미한다. 이는 앞서 소개하였던 올리버 씨나 휘태커 씨처럼 생존형 행복모델을 추구할 것인가? 아니면 프랑스 노부부나 인도의 성자와 같은 초월형 행복을 추구할 것인가? 하는 문제이다. 그 차이는 어디에서 오는 것일까? 그 답은 '초월'의 개념에 있다.

필자가 어렸을 때 전해들은 재미난 에피소드를 소개하고자 한다. 천국과 지옥에는 많은 사람들이 살았는데, 이들에게는 팔 길이보다 긴 숟가락과 음식을 주었다고 한다. 지옥에 있는 사람들은 자기 입에 음식을 넣으려고 하는데, 숟가락이 팔보다 길어서 음식을 입에 넣을 수가 없었다고 한다. 그래서 지옥에 있는 사람들은 굶어 죽었다고 하고, 천국에 있는 사람들은 상대에게 서로 먹여주어서 행복하게 살았다고 한다. 즉 음식을 내 입에 넣으려고 한 지옥의 사람들은 죽음을 맞이하였고, 서로 먹여준 천국의 사람들은 행복하게 살았다는 이야기이다.

여기서 필자는 자아를 두 가지로 분류한다. 내 입에 넣으려는 사람들은 자기 중심의 자아Ego가 나의 주인이고, 서로 입에 넣어준 사람들은 이기적인 자아를 넘어선 초월적 자아가 나의 주인인 사람들이다. 하나는 자기 중심의 이기적(Ego) 자아이고, 다른 하나는 자기 중심의 자아를 버리고(Ego의 소멸) 남을 위해 배려하는 이타적 자아이다. 자기 중심의 이기심에 의한 자아를 이기적 자아라고 하고, 나보다 남을 먼저 배려하는 이타적 자아는 '이기심을 넘어섰다'는 의미에서 초월적 자아라고 하였다. 초월적 자아는 에고Ego의 소멸로 '이기적인 나'는 소멸되고, '남을 배려하는 나'만 남아 있는 것을 의미한다. 즉, 자아실현 욕구를 성취하였다고 하더라도 '나를 위한 것인가' 아니면 '나를 버리고 남을 위한 것인가' 하는 점이 다르다는 것이다. 나를 위한 자아실현이면 자존형 행복이고, 내가 아닌 남을 위한 자아실현이면 초월형 행복이다.

따라서 진정으로 행복하고 아름답게 살기위해서는 자신의 소질을 계발하여 능력을 키우고, 키운 능력을 남을 위해 배려하는데 사용하는 초월형 행복을 사는 것이다. 그렇게 하면 프랑스 노부부나 인도의 성자처럼 아름답고 행복하게 살아 갈 수 있을 것이다.

3. 무병장수를 위한 여섯 가지 도구

긍정심리학자[33]들은 인간 성격의 강점과 덕성을 분류하여, 긍정특질의 분류체계를 완성하였다. 6개의 핵심 덕목(자애·절제·정의·용기·지혜·초월)과 각 덕목마다, 3~4개의 하위개념을 두어 24개의 강점으로 분류하였다. 따라서 '현실생활 속에서 24개의 강점을 실현하면 행복해 질 수 있다'고 하는 것이 긍정심리학자들의 견해이다.

필자는 이 6개의 핵심덕목 중에서 자애·절제·정의·용기는 긍정(200)·용서(350)·감사(540)의 의식수준이라 보고 자존형 행복으로 분류하였고, 지혜와 초월은 평화와 축복·하나 됨(600), 깨달음(700~1000)의 의식수준으로 보고 초월형 행복으로 분류하였다.

자존형 행복은 긍정과 용서, 감사하는 마음이 있기에 부정적 콤플렉스로 인한 긴장을 완화하고, 자연 치유력을 회복하여 건강하게 살아간다. 그리고 초월형 행복은 평화와 하나 됨 그리고 무상함을 깨달아 나(에고)를 버리고(욕망 포기), 남을 위해 배려하고 베푸는 아름다운 삶을 살아간다.

따라서 아름다운 삶을 위해서는 건강한 생활습관을 유지하며 기준점을 벗어나면 기준점으로 돌아오도록 조절하여 건강을 회복하고, 또한 소질을 계발하여 능력을 키워서 '그 능력을 남을 위해 사용하여 내 행복을 챙기는 지혜로운 삶'이 되도록 살아가는 것이다.

아울러 긍정심리학자들의 견해처럼 핵심 덕목과 강점을 현실생활 속에서 실현한다면 건강과 행복 그리고 아름다움을 추구하는 웰니스 패러다임의 주체로서 웰니스 혁명을 주도하는 삶을 살 수 있을 것이다. [그림 8](p. 54)처럼 건강하고 행복하게 아름다운 삶을 사는 비결이 될 것이다.

이러한 무병장수의 초월형 행복을 위해서는 여섯 가지의 도구가 필요하다.

첫째로 몸과 마음의 상태가 기준점을 벗어나 있는지 살피고, 둘째로 기준점을 벗어났으면 기준점으로 돌아오도록 조절하여 건강하게 만들고, 셋째로 살다보면 여러 가지 독소가 몸과 마음에 쌓이는데 이러한 독소를 청소하고, 넷째로 몸과 마음이 튼튼하도록 단련하며, 다섯째로 사는 재미와 보람을 느끼도록 행복 길들이기를 하고, 여섯째로 삶의 뿌리부터 바꾸는 인생 설계이다.

이 여섯 가지야말로 건강하고 행복하게 그리고 아름다운 삶을 살아가는, 웰니스의 세계에서 없어서는 안 될 귀중한 도구가 될 것이다.

9   나은우, 정한영, 장애의 개념과 분류, 대한의사협회지, 52(6):537-544, 2009.

10 유재민, 「한의학적 병인변증이 아건강과 삶의 질에 미치는 영향」, 경희대학교 대학원 박사학위논문(2013. 1).

11 국민건강보험공단, 건강보험심사평가원, 2010 건강보험 통계연보(2011). 한국한 의학연구원(KIOM) 재구성자료, 국제심포지엄 발표(2012. 10).

12 김정곤, 매일경제신문, http://news.mk.co.kr/column/view.php?year=2010&-no=580681(2010.10.26) 재인용.

13 서로 반대되는 두 변화가 같은 속도로 진행되어, 실제로는 움직이고 있으나 겉으로는 정지해 있는 것처럼 보이는 상태.

14 임난영 외 10인, 『알기 쉬운 해부생리』, 정담미디어, 서울(2009), p. 24.

15 고체에서 이웃한 분자들의 연속적인 충돌에 의해 열이 전달되는 현상.

16 액체나 기체 상태의 분자가 직접 이동하면서 열을 전달하는 현상.

17 열이 물질의 도움 없이 직접 전달되는 현상.

18 권석만, 『긍정심리학』, 서울, 학지사(2009). p82, 재인용(Fredrickson & Levenson, 1998; Tugade & Fredrickson, 2004).

19 성낙봉, 「건강영향요인의 인과분석 및 건강증진 시스템구축」, 대전대학교 대학원 박사학위 논문(2015).

20 매슬로우(Abraham Maslow, 1908~1970): 미국 인본주의 심리학자, 욕구단계설을 주장.

21 권석만, 『긍정심리학』, 서울, 학지사(2009), p. 88.

22 영국의 심리학자 로스웰Rothwell과 인생 상담사 코언Cohen의 행복공식, 18년 동안 1,000여 명의 남녀를 대상으로 연구. 행복은 P(Personal): 삶에 대한 인생관, 적응력, 유연성 등으로 나타나는 개인적 특성, 생존조건인 E(Existence): 건강, 돈, 인간관계 등, 더 높은 수준의 조건인 H(Higher order): 자존심, 기대감, 야망, 유머감각 등의 3가지 요소에 의해 결정. 행복= P+(5 x E)+(3 x H), 2003년 1월 6일자 BBC 인터넷 판 뉴스, '행복공식(The formula for happiness)'기사.

23 성낙봉, 「림스요가가 심신건강에 미치는 영향」, 대전대학교 보건의료대학원 석사논문(2011), p. 13.

24 데이비드 호킨스, 이종수 역, 『의식혁명』, 서울, (주)한문화멀티미디어(2005), p. 63.

25 건강증진 모형(Health Promotion Model): Nola J. Pender'(1941~)는 1982년 '간호 실무에서의 건강증진'(Health Promotion in Nursing Practice)에서 '건강증진모형'을 처음으로 제시하였으며, 이후 수정모형을 발표(1987, 1996)함.

26 Model, 어떤 실체를 모방하거나 추상화시켜 놓은 것.

27 자신의 건강에 대해 책임의식을 갖고 관리하는 것. 음주, 금연, 건강검진을 받는 것 등의 행위.

28 GUTON & HALL, 강대길 외 26인 역, 『의학생리학』, 서울, 정담(2002), p. 3.

29 몸의 기능을 자율적으로 조절하는 작용을 하는 신경계로 간뇌, 뇌 줄기, 척수가 중추이다. 교감 신경과 부교감 신경으로 구성되고, 그 말단이 각종 내장 기관과 혈관에 분포되어 소화, 순환, 호흡 운동, 호르몬 분비 등 생명 유지에 필수적인 기능을 조절한다.

30 인간의 행동에 영향을 미치는 심리작용이나 원리.

31 권석만, 『긍정심리학』, 서울, 학지사(2009), p. 92. 심리적으로 건강한 사람들은 긍정적 사고와 부정적 사고가 대체로 황금비, 즉 1.6 : 1의 비율로 적절한 균형을 이루고 있다고 한다(Kendall, Howard, & Hays, 1989).

32 길희성 역, 『바가바드 기타』, 서울, 현음사(2003), p. 191.

33 권석만, 『긍정심리학』, 서울, 학지사(2009). p. 175. Cristopher Peterson & Seligman, 3년간 연구하여 긍정적 특질에 대한 VIA(The Values in Action) 분류체계를 완성하여 발표. 「성격적 강점과 덕성」함. 여기에는 24개 강점을 측정하는 도구와 이 강점을 계발하기 위한 증진노력도 개발되어 있다.

[그림 3] 건강개념 요약도

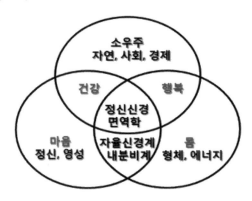

[그림 4] 항상성과 심신의 한열균형 요약도

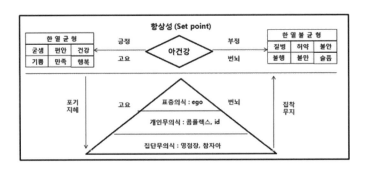

52 내몸을 살리는 여섯 가지 요법

[그림 5] 행복 모델의 설명모형

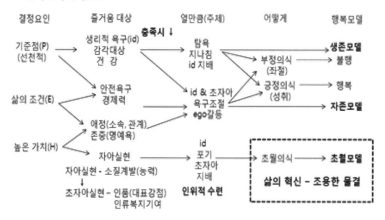

[그림 6] 행복 지표 계통도

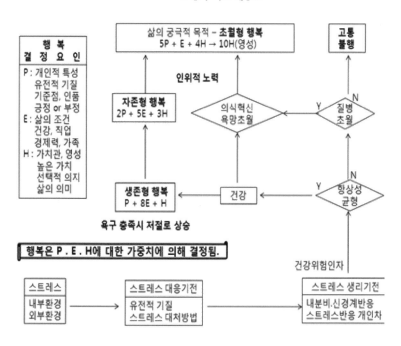

[그림7] 건강영향 및 삶의 질 결정요인 인과틀

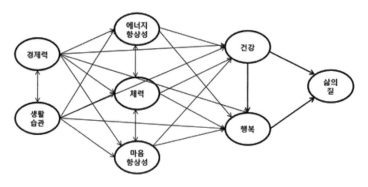

[그림 8] 건강과 행복의 인과관계 개념도

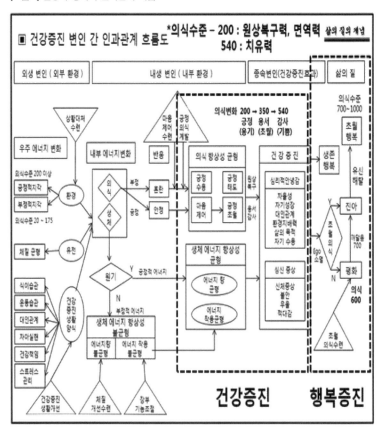

제3장 무병장수로 가는
여섯 갈래의 길

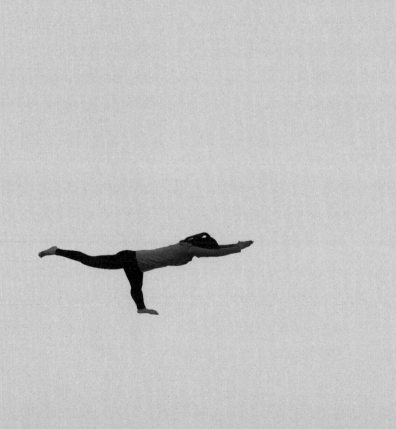

제3장 무병장수로 가는 여섯 갈래의 길

건강과 행복 그리고 아름다움을 추구하는 웰니스의 세계로 가는 길은 건강에 영향을 미치는 요인분석과 건강 증진 시스템에 대한 필자의 연구[34]에 근거하여 고안한 것이다. [그림 9](p. 209)처럼 건강 증진을 위한 행위 6가지(식이 · 운동 · 대인관계 지지 · 스트레스 관리 · 건강 책임 · 자아실현)가 마음 항상성과 에너지 항상성에 영향을 미치고, 이것이 다시 건강에 영향을 미친다고 하는 인과구조에 관한 가설적 모형을 제시하였다. 그리고 제시된 가설적 모형이 현실과 부합하고 있는 것으로 검증되었다.

이러한 시스템을 현실적 삶에서 실현하기 위해, [그림 10](p. 209)과 같이 여섯 갈래의 길을 설정하였다.

첫 번째 길은 심신의 상태를 모니터링Monitoring(기준점 살피기)[35]하는 길이다. 모니터링은 심신의 상태가 기준점을 벗어났는지 감시하고, 기준점을 벗어났으면 기준점으로 돌아오도록 하기 위한 목표를 수립하는 일이다. 즉 몸과 마음의 상태를 측정하여 그 결과를 평가하고, 평가한 자료를 근거로 건강 상태를 관리하는 것이다. 이러한 관리 방법을 근거 중심의 과학적 관리라고 한다.

두 번째 길은 아건강亞健康 상태에서 질병으로 전환되지 않고, 건강 상태로 돌아오도록 기준점을 조절하는 길이다. 기준점으로 돌아오도록 조절하는 기술을 힐링이라고 하며, 이러한 힐링은 건강 증진 시스템의 독립변수인 건강 증진 행위, 매개변수인 에너지 항상성과 마음 항상성 그리고 압통과 체질의 균형을 회복하기 위한 융합 기술이다.

세 번째 길은 건강 증진 생활의 길들이기이다. 심신이 굳세고 편안하도록 하기 위해, 체력을 증진하고 긍정의식을 회복하여 원상복구능력인 자연 치유력을 극대화하는 길이다. 질병을 예방하고 삶의 활력을 불어넣기 위한 '생활습관 길들이기'를 하는 것으로써, 건강 증진 시스템의 건강 증진 행위 6가지를 생활 속에서 실천하는 융합 기술이다.

네 번째의 길은 해독 · 정화 · 비만 관리의 길이다. 심신에 축적되어 있는 해로운 물질이나 마음, 정신, 영성을 맑게 청소하는 길로써, 건강 증진 시스템의 독립변수인 건강 증진행위, 매개변수인 에너지 항상성과 마음 항상성 그리고 압통과 체질의 균형을 회복하기 위한 융합 기술이다.

다섯 번째 길은 행복 증진의 길이다. 초월 의식을 배양하여 평화와 축복감으로 삶의 만족을 얻고, 기쁨과 영적 희열의 삶을 영위하도록 하는 길이다. 이는 건강 증진 시스템의 종속변수인 심리적 안녕감의 개인 성장, 자기 수용, 자율성, 대인관계, 환경 지배력, 삶의 목적의 6가지를 실천하는 융합 기술이다. 또한 건강 증진 행위의 6가지의 요인 중에서, 자아실현의 이기적 자아와 이타적 자아(초월적 자아)를 실현하는 것이다. 즉 소질을 계발하여 자존의 행복을 실현하고 탁월한 능력으로 나눔의 초월적 자아를 실현하는 초월형 행복에 이르기 위한 융합 기술이다.

여섯 번째의 길은 삶의 혁신의 길이다. 인생의 궁극적 목적을 성취하기 위해 점진적으로 발전하는 것이 아니라, 잘못된 근본 뿌리부터 제거하여 급격한 변화를 추구하는 길이다. 무병장수로 가는 길은 이렇게 여섯 갈래의 길로 구성되어 있다.

이러한 웰니스의 세계로 가는 길은 [그림 11][36](p. 209)처럼 4가지 과정으로 진행한다.

먼저 몸과 마음의 상태를 측정하고 평가하여 목표를 수립하는 단계이다. 심신의 건강 정보를 수집하여 컴퓨터(데이터베이스)에 저장한다. 컴퓨터에는 항상성의 기준점이 저장되어 있어서, 측정으로 수집한 심신의 건강 정보와 비교하여 평가를 한다. 즉 항상성이 균형의 상태에 있는지, 불균형 상태인지를 평가한다.

그 결과에 따라서 목표를 설정하고, 목표를 성취하기 위해 '균형 관리'를 한다. 균형 관리는 무병장수로 가는 여섯 갈래의 길 중에서 '힐링', '건강 증진 생활 길들이기', '해독·정화·비만관리'의 길이다. 이는 건강 증진을 위한 길로써 기준점으로 돌아오도록 항상성을 조절하는 길이다.

'이상적 관리'는 '균형 관리'의 범위를 넘어서 더 높은 수준의 목표를 가지고 웰니스의 이상적 상태에 도달하기 위한 모든 활동을 의미한다. 즉 무병장수로 가는 여섯 갈래의 길 중에서 행복 증진과 삶의 혁신의 길이다.

이제 웰니스의 세계로 가는 6갈래의 길에 대하여 하나하나 세밀하게 알아보자.

1. 몸과 마음 살피기

모니터링은 대상을 감시하고 측정하는 일이며, 건강 증진학에서는 몸과 마음의 상태를 살피는 일이다. 이는 남에게 의존하는 것이 아니라 본인 스스로 인체에서 보내오는 신호가 정상인지, 비정상인지를 관찰하고 감시하는 일이다. 즉 심신의 상태가 기준점을 벗어났는지 감시하고, 벗어났으면 얼마나 벗어났는지 평가하여 기준점으로 돌아오도록 하기 위한 목표를 수립하는 단계이다.

[그림 12][37](p. 210)와 같이 몸과 마음·정신적, 사회적 관계 그리고 영적인 건강 상태에 대하여 모니터링을 한다. 신체 건강은 신체조성 지수, 건강위험인자(항상성의 파괴수준), 활력지수(체온, 혈압, 맥박, 호흡)로 구성되는 1차적 요인과 체력지수(건강체력과 운동체력)의 2차적 요인을 살펴본다. 심리적 건강 상태는 스트레스지수와 긍정수용수준, 긍정과 부정의 비율, 자율신경계의 균형도, 뇌파균형 등을 살펴본다. 정신적, 영적 건강은 삶의 만족지수와 행복지수 등을 측정하여 삶의 질을 평가한다.

구체적인 모니터링 방법에 대하여 살펴보자.

모니터링에서 측정은 본인 스스로 하는 것이다. 항상성의 기준점과 본인 스스로 측정한 결과를 비교하여 건강 상태를 분석하는 것이다. 이러한 모니터링에서 중요한 것은 측정 방법과 평가 기준을 아는 일이다. 이것은 기준점을 알아야 하는데, 건강 증진학에서는 건강의 기준점을 의료적 기준과 아건강의 기준으로 구분하여 관리한다.

첫째로 활력지수[38]가 정상 범위에 있어야 하고, 둘째로 의료적 검사에서 이상이 없어야 한다. 그리고 아건강亞健康의 기준점은 세 가지로 본다. 기본적으로 활력지수가 정상 범위이어야 하고 의료적 검사에서 이상이 없어야 하며, 또한 다음의 경우 가운데 하나라도 해당된다면 아건강 상태이다. ① 압통(눌러서 아픈 것)이 있거나, ② 심신에 이상 징후가 있거나, 활동에 불편감이 있는 경우, ③ 활력지수는 정상 범위에 있으나, 건강할 때의 기준점을 벗어난 경우도 아건강 상태이다. 이는 활력지수가 정상 범위에 있다 하더라도 사람마다 기준점(Set Point)이 다르기 때문에 발생한다.

체온의 경우 37.1±6°C이면 정상 범위이고 평균 36.5°C이면 정상이라고 한다. 그런데 어떤 사람은 36°C에서 몸이 편안하고, 어떤 사람은 36.5도에서 편안하다. 이러한 것을 개인차라고 하는데, 개인차는 사람마다 기준점의 차이 때문에 나타난다. 그러므로 개인마다 자신의 기준점을 알아야 하는데, 평소 건강할 때의 체온을 여러 번 측정하여 기준점을 알아놓는다(측정 시간이나 환경에 따라 4°C의 차이가 있을 수 있다). 즉 체온이 정상 범위에 있지만, 개인에 따라 몸이 편안하게 느껴지는 온도가 다르다. 이러한 개인적 특질을 체질이라고 하며, 체질이 다른 이유는 사람마다 유전자 구조가 다르고, 생활 환경이 다르기 때문이다. 따라서 36°C에서 편안한 사람(기준점)은 36.5°C가 되면 정상체온 범위 안에 있지만, 이상 징후가 나타나거나 심신의 불편함을 느끼기 시작한다. 그러다가 37°C를 벗어나게 되면, 열감을 느끼고 이상 증후가 나타나게 된다. 또한 36.5°C인 사람은 36°C가 되면 추위를 느끼기 시작한다.

이렇게 기준점은 개인의 체질에 따라 다르므로 모니터링을 통해 평소 건강할 때의 기준점을 알아놓는 것이 중요하다. 그리고 생활 속에서 수시로 기준점을 벗어났는지 측정하고 감시하는 것이 모니터링이다. 또한 압통이 있거나 심신에 이상 징후가 나타나거나 활동에 불편함을 느끼면 아건강 상태라고 정의할 수 있다.

압통에 대하여 필자는 다음과 같은 가설을 주장한다.

압통은 담음(수분대사가 제대로 안 되어 정체된 것), 식적(소화가 안 되어 위장관에 남아 있는 음식물 찌꺼기), 부종(붓는 것), 초미세먼지, 중금속 등의 이물질과 어혈(모세혈관에 쌓여 있는 피 찌꺼기), 가스(음식의 소화과정에서 발생)나 활성산소 등에 의해 염증이 생기거나, 종양(낭종, 양성, 악성-암)으로 발전하여 인체 조직세포가 부풀어져 신경을 가볍게 압박하고 있는 상태라고 본다. 이 상태에서 측정을 위해 가볍게 압력을 가하면 통증을 느끼는데 이를 압통이라 하며 이 상태가 더욱 진행이 되어 나빠지게 되면 자발통(압력을 주어서 누르지 않아도 통증이 느껴지는 상태)을 일으킨다. 자발통을 일으키면 질병으로 발전된 것으로 보고 의료적 치료를 받는다.

이렇게 압통을 일으키는 여러 가지 원인에 의해 독소가 발생하고, 기혈 순환 장애가 발생하며 신경을 압박하여 심신 기능의 저하를 유발할 수도 있다. 이것으로 인해 심신의 이상 징후와 불편감이 나타나고 건강이 훼손되며 질병으로 진행되기 전 단계인 아건강 상태에 이른 것이라는 가설이다. 이러한 가설은 필자의 논문과 건강 증진 상담 경험에 근거하였다는 점을 밝혀둔다. 따라서 더 많은 연구를 통해 검증이 되어야, 비로써 이론으로 정립될 수 있을 것이다.

어쨌든 압통을 해소하여 여러 가지 원인을 제거하면, 질병으로 발전하지 않고 건강 상태로 전환할 수 있다. 이렇게 하기 위해 수시로 기준점을 감시하는 것을 모니터링이라고 한다. 기준점의 정상 범위를 벗어났으면 질병으로 판단하여 의료적 치료를 받아야 하고, 아건강 상태이면 질병으로 발전하기 전에 기준점으로 돌아오도록 조절을 한다.

이렇게 조절하기 위한 기술이 건강 증진 융합 기술이다. 한열寒熱의 균형이 파괴되면 질병으로 가고, 균형을 회복하면 건강으로 전환된다. 따라서 아건강 상태에서 한열의 균형이 파괴되기 전에, 기준점으로 돌아오도록 조절하는 것을 힐링이라고 한다. 이것은 본인 스스로 몸의 상태를 조절하기에 어느 때든 손쉽게 할 수 있고 비용도 들지 않으며 질병으로 발전하기 전에 미리 대비하여, 질병으로 인한 고통에서 벗어나고 삶의 질을 향상시킬 수 있다.

그래서 매일매일 수시로 기준점으로 돌아오도록 본인 스스로 관리하는 것이 중요하다. 아건강 상태에서 질병으로 전환되지 않도록 하고, 건강 상태로 전환하도록 예방의학적 차원의 관리를 한다. 질병으로 발전하기 전에 본인이 자신의 건강을 돌보는 것이다. 이러한 힐링을 위해 구체적 목표를 정하는 모니터링이야말로 웰니스 혁명의 핵심이라 할 수 있다. 세계보건기구의 발표에 의하면 세계 인구의 75%가 아건강 상태라고 하니 건강관리가 얼마나 중요한지 알 수 있을 것이다. 그래서 건강 상태를 감시하는 모니터링을 해야 하며, 모니터링을 위해서는 측정 항목과 측정 기준에 대하여 알아야 한다.

먼저 신체조성에 대하여 살펴보자. 신체조성은 체중을 재고 허리둘레를 잰다. 체질량지수[39]는 20~21kg/m², 허리둘레는 남 90cm, 녀 85cm 이하가 기준점이다. 체질량지수가 25kg/m² 이상이거나 허리둘레가 기준점 이상이면 아건강 상태이다.

이제 활력지수에 대하여 살펴보자. 체온은 측정 부위와 측정 시간에 따라 조금씩 차이가 있다. 오전은 0.5~0.7°C 정도 낮고, 오후는 0.5~0.7°C 정도 높다. 그래서 차이를 비교하려면 같은 시간에 같은 부위를 측정하는 것이 중요하다. 또한 체질에 따라 개인차가 있으므로 건강할 때 측정한 평균값을 자신의 기준점으로 삼아야 한다. 그래서 측정한 값이 기준점을 벗어나면 몸과 마음의 상태가 나빠졌다고 판단하면 된다.

심부체온(심장, 폐, 위장 등이 위치해 있는 인체 내부 온도를 말함)과 정수리, 발, 복부, 손, 배꼽 등을 중심으로 체표의 좌·우, 상·하를 측정한다. 각 경락[40]의 경혈[41]을 활용하여 측정하면, 어느 장부의 한 열인지를 판단하는데 도움이 된다. 심부체온은 36.7~37°C(구강)가 정상이며 일반적으로 36~37°C이면 정상 범위로 보고 38°C 이상이 거나 35°C 이하이면 질병 상태이다. 건강할 때와 비교하여 심부체 온은 0.6°C 이상, 체표의 체온은 좌우는 0.3°C 이상, 상하(이마와 발) 는 6°C 이상 차이가 나면 아건강 상태이다.

혈압은 수축기는 120mmhg, 이완기는 80mmhg가 기준점이고, 140/9 0mmhg 이상이면 아건강 상태이다. 수축기와 이완기 혈압의 좌·우 와 상·하의 차이를 본다.

호흡은 안정 시는 분당 12~15회, 활동 시는 분당 16~23회, 맥박 수는 분당 60~80인지를 확인한다. 여기서 한열을 살피기 위해 맥 박수를 호흡수로 나눈 값을 맥률이라고 하는데, 맥률이 4 이상이 면 열로 가고 있고, 4 이하이면 한으로 가고 있다고 판단하여 아 건강 상태로 볼 수 있다.

활력지수를 측정하는 방법을 알아보자. 모든 측정은 같은 시간 대에 같은 조건에서 측정을 해야 한다. 왜냐하면 비교 대상이 남 이 아니라 본인이기 때문이다. 즉 건강할 때와 아건강 상태일 때 의 비교 기준이 달라지기 때문이다.

신체조성에서 허리둘레의 측정은 두 발을 어깨넓이 정도 벌리 고 숨을 가볍게 내쉰 상태에서 배꼽 아래에서 장골 사이를 측정하 면 된다. 체중은 속옷을 가볍게 입고 측정하는 것이 좋다. 체온과 혈압 그리고 호흡과 맥박을 측정할 때는 5분 정도 안정을 취하고

3회 측정하여 평균을 낸다.

이제 압통에 대하여 살펴보자. 누워서 십이경락의 경혈을 손으로 눌러보고, 어디가 아픈지 관찰하여 아픈 곳이 나타나면 아건강 상태이다. 어느 경락인지 규명하고 한열을 판단하여 기준점으로 돌아가도록 한열을 조절을 한다.

십이경락은 전신에 두루 분포되어, 인체의 기氣[42]가 통행하는 통로라고 생각하면 된다. 이러한 길은 열두 개가 있는데, 인간의 육장육부를 기점으로 전신으로 분포되어 상호 유기적으로 작용한다. 해부학적으로는 오장오부五臟五腑인데, 한의학에서는 여기에 심장을 싸고 있는 막을 심포心包라고 하고 심포와 조화를 이루며 양의 작용을 하는 삼초三焦가 있다고 하여 열두 개의 장부로 구분하여 십이경락을 논한다.

압통을 측정하기 위해서는 어느 곳을 눌러보아야 하는지 알아야 한다. 십이경락을 눌러서 어느 경락이 아픈 경락인지 찾아야 한다. 이때 눌러볼 자리가 경혈인데, 경혈을 찾기 위해서는 인체에서 거리를 재는 방법을 알아야한다.

손가락을 이용하여 경혈 자리를 찾는 방법을 지촌법指寸法[43]이라고 한다. 엄지손가락의 폭이나 중지의 제1 관절과 제2 관절 마디 사이를 1치로 하고, 2지와 3지를 합쳐서 1.5치라고 하며, 2, 3, 4지를 합쳐서 2치 그리고 2, 3, 4, 5지를 합쳐서 3치라고 한다.

모니터링에서는 모혈(募穴, 장부의 기가 흉복부의 특정한 곳에 모이는 경혈)(p. 212)이나 모혈의 대체혈을 눌러보는데, 폐경(폐의 기혈이 순환하는 통로)은 어깨 부위의 쇄골 아래로 1치에 있는 중부혈을 누르고, 대장경(대장의 기혈이 순환하는 통로)은 배꼽 양옆으로 2치에 있는 천추혈을, 위경(위장의 기혈이 순환하는 통로)은 배꼽과 명치의 중간에 있는 중완혈(배꼽 위로 4치)을 누르면 된다. 비경은(췌장과 비장의 기혈이 순환하는 통로) 배꼽에서 양옆으로 4치에 위치한 대황혈을, 심경(심장의 기혈이 순환하는 통로)은 명치 아래 2치인 거궐혈을, 소장경(소장의 기혈이 순환하는 통로)은 배꼽 아래 3치의 관원혈을, 방광경(방광의 기혈이 순환하는 통로)은 치골 위 1치의 곡골혈을, 신경(신장의 기혈이 순환하는 통로)은 배꼽 옆 0.5치인 황유혈을 누른다. 심포경(심포의 기혈이 순환하는 통로)은 젖꼭지와 젖꼭지 사이의 중간인 단중혈을, 삼초경은 배꼽 아래 2치인 석문혈을, 간경(간의 기혈이 순환하는 통로)은 명치 아래(거궐혈)의 양옆으로 3.5치(제6늑골 아래)의 기문혈을, 담경(담낭의 기혈이 순환하는 통로)은 기문혈 아래(7늑골 아래)의 일월 혈을 눌러 통증을 확인한다.

압통이 발견되면 장부의 한열이 불균형 상태이며, 한열이 균형 상태의 기준점으로 돌아오도록 조절하면 압통이 사라진다. 이처럼 질병으로 악화되기 전에 기준점으로 돌아오도록 조절하는 기술이 힐링이다. 힐링에 대해서는 뒤에서 상세하게 설명할 것이다. 압통을 조절하여 압통이 사라지면 신체적 증상뿐 아니라, 심리적 불편감도 즉시 해소된다. 기혈 흐름이 막혀서 압통이 발생한 것이기 때문에 기혈 순환이 원활해지고, 아건강 상태에서 건강 상태로 전환되는 것이다. 이것이야말로 힐링의 핵심이다.

그러나 압통이 계속되면 해당 내장기관과 연관된 근골격계의 통증을 유발할 뿐 아니라, 자세도 불균형을 유발하며 내장의 병으로 전환되어 여러 가지 생체질환을 유발하기도 한다. 그뿐 아니라 심리적·정신적·영적인 문제를 일으키고, 원만한 사회적 관계를 유지하기 어려울 수도 있다.

이제 압통을 본인이 측정하는 방법에 대하여 알아보자.

압통의 측정은 평평한 바닥에 누워서 두 발을 어깨넓이 정도로 벌리고 무릎을 세운다. 그리고 앞에서 이야기한 경혈을 차례대로 가볍게 눌러서 통증이 있는지 살펴본다. 통증이 없으면 점점 세게 눌러서 통증의 강도를 살펴본다. 가장 가볍게 눌러서 통증이 나타난 곳이 제일 먼저 조절해 주어야 할 부분으로 평가하면 된다.

맥(심장의 박동 상태)을 살펴서 기혈 흐름을 조절할 수도 있는데, 여기에는 전문기술이 필요하다. 숙련된 배움이 없이 실천에 옮기기는 어렵겠지만, 개념을 알아 놓으면 모니터링을 하는데 도움이 될 수 있다.

맥박은 부돌맥(목의 결후에서 양 옆으로 3치에 위치한 총경동맥 부위)과 촌구맥(손목의 요골동맥 위치)의 좌우와 상하를 손가락으로 비교하여 어느 것이 강하고 크게 뛰는가를 확인한다. 좌측과 우측의 상하를 비교하며, 좌우와 상하를 비교한다. 정상은 상하가 같고 좌우가 같아야 하나, 차이가 나면 아건강 상태이다.

예를 들어 좌상(부돌맥)은 작고 좌하(촌구맥)는 크고, 우상(부돌맥)은 크고 우하(촌구맥)가 작으면, 기의 흐름이 왼쪽으로 오르고 오른쪽으로 내리는 좌승우강左昇右降과 물(찬 기운, 음)은 오르고 불(따뜻한 기운, 양)은 내리는 수승화강水昇火降으로 흐르지 못하고, 역기(기가 거꾸로 흐르는 현상)를 하고 있는 것이다. 이 상태에서는 손발은 차고 얼굴이나 머리는 뜨거워지는데, 심신의 이상증상이 여기저기 나타나게 된다. 상하좌우 맥박의 크기가 같도록 기의 흐름을 바로 잡아주면 심신의 모든 이상증상은 저절로 사라진다. 이것도 기준점으로 돌아오도록 하는 힐링이다.

혀의 상태를 보고 건강 상태를 판단하는 것을 설진이라고 한다. 그 유래를 살펴보면 중국의 『황제내경』[44], 『상한론』[45], 『천금방』[46], 『오씨상한금경록』[47] 순으로 발전하여, 청대에 이르러 온병학(오늘날의 급성 열성전염병에 해당)의 발달로 중요성이 인식되었다.

한의학에서는 심장에 배속되어 있는 혀의 상태를 보고, 오장의 한열 상태를 추측할 수 있다. 자율신경계와 관련된 정서 상태와 심혈관계의 일부로써 혈액의 흐름을 추측한다. 스트레스 등으로 인해 신체적, 심리적인 에너지 흐름이 막히고(기기울체氣機鬱滯) 그 흐름이 막히게 되면 열이 나게 되고, 열이 나면 대류현상에 의해 그 열이 위로 올라와 혀에 영향을 미치게 되기 때문에, 혀의 상태를 보고 건강 상태를 파악할 수 있다. 또한 혀는 소화관의 시작점이고 소화계와 관련이 있는 조직이기 때문에, 혀의 상태를 보고 소화계의 한열 상태를 판단을 할 수 있다.

혀에 오장을 배당한 장부분획법(오장분획법)을 살펴보면 설근(혀뿌리)은 신(腎=콩팥), 설변(혀 가장자리)은 간肝·담(쓸개), 설체(혀 몸통, 중간)는 비(췌장, 비장)·위胃, 설첨(혀 끝)은 심장과 폐를 배당하였다. 어느 위치에 문제가 있는지 살펴본다.

건강할 때의 혀는 선홍색에 약간은 백색의 기운이 있고 매끄러운 상태를 유지한다. 혀(舌)가 마르는 것은 열로 인해 체액이 부족한 것이다. 깔깔하고 맛을 잘 보지 못하면, 심장과 비장에 이상이 생겼다고 볼 수 있다. 설태가 흰 것(백태)은 질병의 초기나 가벼운 질병을 나타나며 허·한·습증을 나타낸다. 담음(수분이 기화하지 못하고 뭉쳐 다니는 것), 수종(수분 정체로 붓는 것), 기관지 폐열, 위염, 역류성식도염 등 위장의 열을 생각할 수 있다. 누런 설태(황태)는 내장에 열이 쌓였을 때인 급성열병일 때 또는 위장이나 십이지장에 궤양이 있을 때 많이 나타난다. 간담, 심장의 열로 보기도 한다. 혀가 빨갛게 나타나는 것은 심장의 열로 보기도 한다. 가벼운 흑색의 설태(흑태)는 열이 극성하여 체액을 고갈시켰을 때로 면역력이 저하되고 염증이 심할 때이고, 항생제의 과다복용일 수도 있다. 진한 흑색의 설태는 만성질환이나 위독한 열성질환에서 나타나고, 혀가 갈라지거나 헛바늘이 서는 것은 음허화왕陰虛火旺[48]의 상태로 찬 기운이 부족하여 뜨거운 기운이 왕성한 상태가 되어 속의 열이 심하거나 영양이 부족한 상태이다. 태(苔, 이끼)가 없으면서 혀가 반짝반짝 번들거리면서 두터워 보이는 것은 음혈손상(혈액의 손상을 의미)으로 허열(虛熱, 기운이 부족하여 나는 가짜 열)이 뜨는 경우이다.

이와 같이 설진은 건강의 진행과 쇠퇴 및 예후(豫後, 병을 치료한 뒤의 경과)를 알 수 있고, 체내 저항력의 강함과 쇠약함을 판단하여 기준점인 선홍색의 매끄러운 혀의 상태로 돌아오도록 해당 장부의 한열을 조절한다.

본인 스스로 설진을 하는 방법에 대하여 알아보자.

거울 앞에서 입을 크게 벌리고 혀를 길게 밖으로 내 보낸다. 그리고 거울을 보고 혀의 상태를 살펴보거나, 혀의 상태를 사진으로 찍어서(스마트 폰으로 셀카 촬영) 살펴보아도 된다. 이외에도 입 냄새, 갈증, 피부의 주름살, 여드름, 뾰루지, 눈, 손톱, 트림 등을 살펴서 여러 가지 생체 변화를 관찰할 수도 있다.

이러한 모니터링의 핵심은 기준점으로 돌아오도록 하기 위해 측정하고 평가하여 목표를 수립하는 것이다. 목표를 정하였으면 기준점으로 돌아오도록 관리를 해야 한다. 이를 위해 의사, 한의사, 영양사, 운동사, 심리상담사 등의 전문가가 따로 도움을 주는데, 도움을 받는 사람의 입장에서는 여러 가지로 불편하고 한 사람에 대해 보는 관점이 다르기 때문에, 비효율적인 접근을 하는 경우도 발생할 수 있다.

따라서 건강 증진을 위해서는 각각의 분야별 전문가가 필요하기 보다는, 한 사람의 전문가에 의해 몸과 마음, 정신과 영성, 그리고 사회적 관계까지도 다루는 '원 스톱One Stop[49] 건강 증진 융합 기술'을 활용하는 것이 효과적이다. 그러기 위해서는 건강 증진에 관한 다방면의 건강 관련 전문 기술을 융합해야 한다. 이를 위해 현대의학, 심리학, 보완대체의학[50], 체육학, 보건학, 요가학, 한의학, 아유르 베다 의학, 영양학 등의 인접 학문에서, 건강 관련 기술을 융합하기 위한 통섭(統攝, Consilience, 막힘없이 여러 사물에 두루 통하는 줄기) 원리가 마련되어야 한다. 이에 필자는 '한열의 통섭원리'를 마련하여, 다양한 인접학문에서 건강 관련 기술을 도출하여 융합하였으며, 이러한 건강 증진 융합 기술체계를 '건강 증진학'이라고 명명하였다. 이러한 건강 증진 융합 기술을 이용하여 기준점을 벗어났으면 제자리로 돌아오도록 매일매일 수시로 한열을 조절하는 것을 힐링이라고 한다.

힐링은 심신의 상태를 수시로 측정하여 기준점을 벗어났는지 판단하고(아건강 상태), 기준점을 벗어났으면 기준점으로 돌아오도록 수시로 조절하여, 질병으로 전환되기 전에 건강 상태로 돌아오도록 조절하는 기술이다.

구체적인 사례를 살펴보자.

스트레스가 과도하게 누적되게 되면 인체는 스트레스에 대항하기 위하여 비상사태에 돌입하게 된다. 즉 전투태세에 돌입하게 된다. 이 상황에서는 적에 대항하여 싸우기 위해 근육으로 에너지의 동원령을 내린다. 그리고 소화시키는 일이나 생식계 등의 급하지 않은 곳에는 혈액 공급이 되지 않는다. 따라서 영양 공급이 안 되고 산소 공급도 안 되며, 면역물질도 전달되지 않아 취약해지기 마련이다. 위장을 움직여서 소화를 해야 하는데, 소화 에너지가 부족하여 소화가 되지 않고, 병균이 침입하면 병균에 대항하여 싸우는 백혈구(병사)가 힘이 없어 병균에게 밀려서 질병에 쉽게 걸리기도 한다. 그 상태에서 음식을 먹게 되면 소화되지 않은 음식이 위장에 쌓이게 되고, 그것이 오래 누적되면 가스를 발생하고, 가스의 압력에 의해 팽창하여 위산이 식도를 타고 올라오는 역류성 식도염(가슴이 불에 타는 듯이 아프고, 두통이 생기고, 신물이 올라오기도 함)에 걸리기도 하고, 호흡이 어려워져 숨이 가빠지기도 한다.

또한 대장의 움직임도 약해져서 변비가 생기고, 그것이 오래 누적되면 가스가 발생하고 팽창하여, 대장을 잡아주고 있는 인대와 근육에 영향을 미쳐 자세의 불균형을 유발하게 된다. 그렇게 되면 허리가 뻐근하고, 발을 바닥에 디딜 수 없을 정도로 무릎이 시큰거리기도 한다. 이 상태는 척추의 디스크가 살짝 밀려나온 상태이며, 이것이 오래 지속되면 좌골신경을 눌러 엉덩이, 허벅지, 엄지발가락이나 새끼발가락까지 저리기도 하고 통증이 오기도 하며, 무릎관절통이 생기기도 한다.

또한 대장에서 생긴 독소는 피를 타고 뇌로 몰려 신경계에 문제를 일으키기도 한다. 즉 감각이 예민해지고 잠을 못자는 불면증이 생기기도 하고, 심리적으로 불안증이 유발되며, 심하면 강박증으로 발전하기도 하며 생식계로 혈액 공급이 되지 않아 생리불순이나, 생리통 또는 불임의 원인이 되기도 한다.

이러한 상태까지 진행되기 전에 항상성이 기준점을 벗어났는지 수시로 판단하여 기준점으로 돌아오도록 수시로 조절을 해주면 질병으로 전환되지 않고 건강 상태로 돌아오게 된다. 신비로운 것은 기준점을 조절해주면 그 즉시 음식의 체기도 사라지고, 뻐근하던 허리의 통증도 사라지게 된다는 사실이다. 쌓인 스트레스를 해소하여 마음 항상성을 회복하면, 근원적인 문제를 해결하여 재발을 방지하게 된다. 이것이 건강 증진 융합 기술이요. 힐링의 신비로움이다.

이러한 힐링은 남에게 맡기는 것이 아니라 본인 스스로 측정하고, 평가하여 문제를 해결하는 것이다. 따라서 건강 증진 융합 기술은 남에게 의존하는 것이 아니라, 본인 스스로 질병을 예방하고 건강하게 살아가기 위한 삶의 혁신 기술이 될 것이다. 이제 한열을 조절하여 기준점으로 돌아오도록 하는 힐링에 대하여 살펴보자.

2. 몸과 마음 다스리기

1) 힐링은 몸과 마음 잘 다스리기

모니터링은 기준점을 벗어났는지 측정하고 평가하여 목표를 수립하는 일이고, 힐링은 한열을 조절하여 기준점으로 돌아오도록 하는 기술이다. 그러므로 힐링과 모니터링은 매우 밀접한 관계에 있으며, 다행스럽게도 인간에게는 질병에 저항하여 싸우는 방어능력(면역력)과 상처를 입으면 스스로 아물게 하는 자연 치유력이 있다. 따라서 힐링은 남에게 맡기거나 의지하지 않고, 약에도 의존하지 않으며 자신이 지니고 있는 면역력과 자연 치유력을 최대한 활용한다. 그렇다고 무작정하는 것이 아니고 근거 중심의 건강 증진 융합 기술을 활용하여 나의 건강은 내가 직접 다스리는 것이다.

그러면 면역력과 자연 치유력의 힐링 원리에 대하여 살펴보자. 힐링은 항상성이 기준점을 벗어나면 기준점으로 돌아오도록 조절하는 기술이다. 기준점을 조금 벗어나면 아건강 상태이고 많이 벗어나면 질병 상태이다. 아건강 상태에서 더 많이 벗어나지 않고 기준점으로 돌아오면, 질병에 걸리지 않고(예방) 건강 상태로 돌아오게 된다.

이러한 힐링의 핵심은 무엇일까?

두 가지이다. 하나는 면역력이고, 다른 하나는 자연 치유력이다. 면역력이라 함은 세균이나 바이러스 등의 인체로 침입하여 들어온 적군(병균, 항원)에 대항하여 싸우는 전투력(백혈구의 수와 백혈구의 활동력)이고, 자연 치유력이라 함은 이미 부상당한 상처를 아물게 하는 원상복구력이다. 즉 적군과 대항하여 직접 싸우는 병사(면역세포, 백혈구)와 전투에서 입은 상처를 스스로 복구하는 회복능력이다. 이 두 가지가 제대로 작용하도록 하는 것이 힐링이다.

이 두 가지에는 공통점이 있는데 면역력(力)과 자연 치유력(力) 바로 '힘 역力'이다. 힘은 곧 기氣를 의미하고 에너지를 의미한다. 어떤 사람은 눈발이 날리는 동지섣달에 눈밭(田)에 굴러도 감기에 걸리지 않는 사람이 있는가 하면, 어떤 사람은 한 여름에 두꺼운 옷을 입고도 감기에 걸리는 이가 있다. 그 차이는 어디서 오는 것일까?

바로 기운 때문이다. 기운이 있으면 감기에 잘 걸리지 않고, 기운이 없으면 감기에 쉽게 걸리고 한번 걸린 감기도 쉽게 낫지 않는다. 즉 기운이 있으면 바이러스에 대항하여 싸우는 아군의 전투력(면역력, 백혈구의 활동력과 백혈구의 숫자가 증가)이 왕성하여 적군을 쉽게 물리쳐서 감기에 잘 걸리지 않고, 부상(상처)을 입어도 원상복구력(자연 치유력)이 왕성하여 쉽게 낫고, 기운이 없으면 아군의 전투력이 약하여 쉽게 적군에게 점령당하고(감기에 걸리고), 한번 부상(상처)을 입으면 쉽게 낫지도 않는다.

이러한 기운은 두 가지로 나누어 살펴볼 수 있다.

첫째는 원기元氣이다. 원기가 있으면 기본 전투력을 확보한 것이다. 즉 필요한 음식을 필요한 만큼 먹고, 잘 소화시키고 흡수하여 땔감(포도당)을 마련하는 것이다. 땔감이 만들어지면 산소를 받아들여 땔감에 불(에너지원 연소)을 지피게 된다. 땔감에 불이 붙으면 에너지가 생겨나는데 이것이 원기이다.

그러나 혈액 순환이 나빠지면 땔감과 산소의 공급이 부족(저산소증)하여 에너지를 만들지 못하고, 또한 기운이 없으면 혈액 순환이 나빠 땔감과 산소를 공급하지 못하는 악순환이 반복된다. 그리고 에너지를 만드는 과정에서 활성산소가 많이 생겨 세포를 공격하여 상처를 입히고 면역력이 약해져서 질병에 쉽게 걸리게 만든다.

이렇게 원기(에너지)가 만들어지면 기초대사량(Basal Metabolic Rate, BMR, 아무런 행동을 하지 않은 상태에서 생명현상을 유지하기 위하여 사용되는 에너지)으로 60~70%(간 27%, 뇌 19%, 심장 7%, 신장 10%)가 사용되고 활동(근육)에 18%가 사용되며, 기타(소화력, 면역, 자연 치유력 등)에 19%가 사용된다. 백혈구가 적과 대항하여 싸우기 위해서는 백혈구 숫자가 많아야 하고 백혈구가 왕성하게 활동을 해야 하는데, 과식을 한다든가 과로를 한다든가 심한 추위에 노출되면, 소화나 활동 그리고 추위에 견디기 위해 체온을 올리는데 에너지를 과도하게 사용하여, 적군과 싸워야하는 면역력과 새살을 돋게 하는 자연 치유력이 떨어지게 되어, 쉽게 병에 걸리고 한번 걸리면 잘 낫지도 않는다.

또한 원기가 부족하면 혈액 순환에 필요한 에너지가 부족하여 혈액 순환이 나빠지고, 혈액 순환이 나빠지면 영양 공급(땔감)이 제대로 안 되고, 불을 지피는 산소가 부족하여 에너지 생산이 잘 안 돼 매연(활성산소)이 나와서 세포를 공격하게 된다. 세포가 공격을 받아 질병을 일으키면 질병 치료에 에너지를 사용해야 하기 때문에 에너지 소모량이 늘어나고, 혈액 순환에 필요한 에너지도 부족하게 되는 악순환이 반복된다.

따라서 에너지가 부족하지 않도록 소식을 하고 과로하지 않으며, 과도하게 생각을 하거나 슬픈 감정 등에 의해 과도하게 에너지가 소모되지 않도록 관리해야 한다. 즉 에너지가 부족하지 않도록 에너지 소모와 에너지 생산이 균형을 이루도록 관리하는 것이 중요하다. 에너지의 양이 넘치지도 부족하지도 않게 항상성을 유지하도록 기준점을 관리하는 것이 중요하다. 즉 넘치면 비만해지고 부족하면 면역력과 자연 치유력이 쇠퇴하니 둘 다 문제이다.

둘째는 에너지 성미의 균형이다. 찬 기운(한寒, 음)과 따뜻한 기운(열熱, 양)의 조화이다. 그리고 오행(목·화·토·금·수)의 기운이 조화를 이루어야 한다. 즉 음의 오행인 간·심장·비장·폐·신장과 양의 오행인 위장·대장·방광·담·소장의 경락에 작용하는 기운이 균형을 이루어야 한다.

균형을 이루는 원리에 대하여, 한의학에서는 상생과 상극의 서로 돕는 힘과 서로 견제하는 힘의 균형에 의해, 항상성(기준점)을 유지한다고 설명한다. 음양 오행의 기운이 어느 한 쪽으로 치우치게 되면 다른 쪽으로 기울기 마련이다. 예를 들면 풍선의 한 쪽을 손가락으로 누르면, 반대편으로 튀어나오는 것과 같은 이치이다.

여기서 눌린 쪽과 튀어나온 쪽에 문제가 생기기 마련이다. 그곳이 기준점을 벗어난 것이고, 기준점을 벗어난 곳을 기준점으로 돌아오도록 조절하는 기술이 힐링이다. 이것은 한의학적 견해인데 뒤에서 다시 설명을 하니 여기서는 개념 정도만 알고 넘어가자.

비단 이는 신체뿐만 아니라 마음에도 해당된다. 스트레스를 받아서 생각이나 감정을 많이 사용하면 기운이 빠진다. 생각이나 감정 등의 마음작용도, 두뇌의 신경 전달 과정에서 에너지를 소모하게 된다. 따라서 많은 생각(번뇌)이나 깊은 슬픔에 빠져 있어도 기운이 떨어지고, 기운이 떨어지면 전투력이나 상처 복구력이 떨어져 적군에게 쉽게 점령당하고 상처를 입어도 쉽게 낫지 않는다.

마음에도 항상성을 유지하려는 힘이 있어서 기준점으로 돌아오게 하는데, 그것의 실체가 바로 '긍정의 힘'[51]이다. 긍정의 힘에 의해 스트레스를 받아도, 스트레스에 저항하여 항상성을 유지하려고 한다. 스트레스는 부정의 힘을 강하게 하여 긍정의 힘을 약화시킨다. 부정의 힘은 스트레스에 대항하여 싸우려고 활동하는데, 이때 작용하는 자율신경을 교감신경이라고 한다. 즉 근육으로 혈액이 몰리고 에너지가 몰려서 스트레스에 대항하여 전투태세로 돌입한다. 그렇게 되면 긴급하지 않은 소화나 배설·생식·면역계 등에는 혈액이 공급되지 않아 차가워지고 에너지가 부족하게 된다. 따라서 에너지의 항상성이 불균형을 이루고 질병에 쉽게 걸리게 된다. 이때 긍정의 힘으로 자율신경계의 부교감신경이 작용하여 원상복구력이 회복되게 된다. 즉 항상성이 회복되어 기준점으로 돌아오게 된다. 그러나 과도하게 스트레스가 쌓이면, 긍정의 힘이 소멸하여 원상 복구력이 떨어지고, 항상성이 기준점을 벗어나 질병에 걸리게 된다. 그래서 긍정과 부정의 균형이 중요한데, 어느 학자[52]는 긍정 : 부정의 비율이 1.6 : 1이 황금 비율이라고 한다. 이러한 힐링의 원리나 이치를 알아야 음양 오행의 기준점을 벗어났으면, 기준점으로 돌아와 항상성을 유지하도록 조절할 수 있다. 이것이 힐링의 원리이다.

이제 정리를 하면 기준점을 조절하려면 전투력(면역력)과 원상 복구력(자연 치유력)을 확보해야 건강할 수 있는데, 그렇게 하기 위해서는 첫째 원기가 있어야 하고, 둘째 음양 오행의 기운이 기준점을 벗어나지 않도록 조절하는 기술이 필요하다. 그러면 기준점으로 돌아오도록 조절하는 기술을 살펴보자.

2) 몸과 마음 잘 다스리기

통합과 융합의 개념적 차이를 보면 통합은 본질을 유지하면서 하나로 모이는 것이고, 융합은 본질이 하나로 녹아서 새로운 본질을 창출하는 것이다. 건강 증진학은 현대의학, 심리학, 경영학, 보완대체의학, 체육학, 보건학, 요가학, 한의학, 아유르 베다 의학, 영양학, 스포츠의학 등의 인접 학문에서 건강 관련 기술을 한열의 통섭원리에 의해 융합한 학문이다.

이제 각각의 인접 학문을 융합하여, 기준점을 관리하는 기술에 대하여 살펴보기로 하자.

1) 체온

모니터링에서 중요한 것은 체온이 평형 상태에 있는지 살펴보는 일인데, 이는 우리 인체 열의 분포가 심부체온과 체표체온의 상·하·좌·우가 평형 상태에 있는지 살피는 일이다. 이러한 모니터링은 체온의 분포가 평형 상태로 항상성을 유지하고 있는지 기준점과 비교하여 확인하는 것이다. 기준점을 벗어났는지 확인하고, 기준점을 벗어났으면 기준점으로 돌아오도록 즉각적으로 조절하는 시스템을 열평형학Thermostatics이라고 정의하고자 한다.

체온의 이상 증상은 첫째 38°C(37.5°C 이상은 미열로 판단) 이상으로 고열인 경우와, 둘째 36°C 미만의 저체온의 경우와, 셋째 심부체온은 정상인데 체표체온이 비정상인 경우이다.

고열은 세균이나 바이러스에 감염된 경우로 의료적 치료를 받아야 하고, 심부체온은 정상인데 체표체온이 비정상인 경우, 상부는 '자각自覺열'과 하부는 '자각自覺냉'을 느끼는 경우가 대부분이다. 스트레스나 여러 원인으로 인해, 시상하부[53]의 기능 저하와 자율신경계와 내분비계[54]의 이상으로 혈관이 매우 수축된 상태이다. 이는 더위를 참지 못하거나 열이 많아 얼굴이 달아오르거나 손발이 화끈거리고 발은 차가운 사람이다.

그 원인은 기초체력(원기)이 부족하여 양의 기운은 위로 가고 음의 기운은 아래로 가 열이 위로 뜨고 한이 아래로 내려와 한열이 조화롭지 못해 일어난다. 이를 음허화왕陰虛火旺이라고 하며 이는 음양의 균형이 깨진 한열의 불균형으로 인해 나타나는 증상이다. 또는 양의 기운이 부족하여 아래부터 차가워져, 온몸으로 기혈 순환이 조화롭지 않아서 일어나기도 한다.

건강한 사람은 얼굴과 머리는 서늘하고, 손발과 몸통은 따뜻하다. 이를 수승화강水昇火降이라고 한다. 즉 위로 뜨는 열기를 잡아두고 아래로 내리는 한기를 잡아두어, 하단전[55]에서 음양이 조화를 이룰 때 나타나는 현상이다.

이러한 한열도 허실(虛實, 기운이 부족하거나 기운의 흐름이 막힌 상태)에서 비롯된다. 실열實熱은 감염으로 인해 붓는 발적 및 통증과 기능 제한이 있고, 허열虛熱은 자각열로 기운이 없어 음이 부족하고 양으로 치우친 상태이다. 실한實寒은 저체온에 해당하고 허한虛寒은 기운이 없어 양기가 부족하고 음으로 치우친 상태이다. 이렇듯 음양이 조화를 이루지 못하는 것은 여러 가지 이유가 있다.

첫째로 열기(뜨거운 기운)와 한기(차가운 기운)를 잡아둘 원기(元氣, 몸과 마음의 활동력)가 없거나, 둘째로 비만하여 두꺼워진 체지방 때문에 속의 열이 외부로 발산하지 못하기 때문이다. 셋째로 마른 사람의 경우는 체내수분이나 혈액이 부족하고, 자율신경[56]의 불균형으로 인해 발생하는 현상으로, 부분적으로 열을 느끼는 증상이다. 이럴 경우 불면증, 입안이 마르고 피부와 모발이 건조하고, 해질 녘에 뺨이 붉게 상기되고 손발에 열이 난다.

자가 조절을 위해 첫째 경우는 원기를 길러야 하는데, 음식을 잘 먹고 소화흡수가 잘 되게 하며 자기 나이의 10배가 되도록 복식호흡[57]을 한다. 명상으로 마음을 고요하게 하면 휴식을 취하게 하는 부교감신경[58]이 작용하여 원기를 충전하게 된다. 또한 구기자나 황기를 달여서 마시는 것도 도움이 된다.

둘째의 경우는 체지방량을 줄여야 한다. 근육량을 늘리고 적정 체중을 유지한다. 주의할 점은 두꺼워진 체지방 때문에 혈액 순환이 나빠지고 열이 나는데, 차가운 성질의 음식을 먹으면 혈액 순환도 나빠지고 피하지방의 분해도 되지 않으니 조심해야 한다.

셋째의 경우에서 마르고 열이 있는 사람은 서늘한 채소, 과일을 섭취하고 돼지고기 수육, 우유, 굴 등의 서늘하면서 단백질이 풍부한 음식을 먹고 물을 2리터 이상 섭취한다. 이런 사람은 신경이 예민하여 자율신경계 특히 교감신경[59]이 항진(亢進, 기능이 지나치게 높아지는 것) 되는데, 날숨을 길게 하여 부교감신경을 자극하고 교감신경과 균형을 이루는 것도 좋은 방법이다.

저체온이 되면 대사율이 떨어지고 혈액 순환이 느려지면서 인체 구석구석 영양과 산소, 면역물질을 제대로 공급하지 못하여 질병에 쉽게 걸리게 된다. 이러한 사람은 손발이 차고 추위를 타거나 찬 음식을 먹으면 설사를 하는 경우가 많다. 스트레스나 불안 등으로 교감신경이 극도로 긴장하거나 부교감신경이 항진되면 저체온이 될 수 있다. 저혈압인 경우에도 인체의 말단까지 혈액 공급이 원활하지 않아 손발이 차가울 수도 있다. 이때는 운동으로 근육 활동을 증가하고 생강, 계피, 후추, 부추 등의 맵고 따뜻한 음식을 먹고 인삼, 황기 등의 보기제(補氣劑, 기운을 나게 하는 것)를 복용하는 것도 좋다. 족욕, 반신욕 등으로 혈관을 확장하고 혈액 순환을 촉진한다. 교감신경이 극도로 항진된 경우는 날숨을 길게 한다. 긴 날숨으로 부교감신경을 자극하여 교감신경과 균형을 이루도록 하는 것도 좋은 방법이다.

그외 갱년기증상으로 여성호르몬인 에스트로겐Estrogen의 부족이나 단절에 의해서도 발생할 수 있다. 증상이 심하면 의료적 치료를 받고, 아건강 상태라면 에스트로겐의 분비에 도움이 되는 콩류, 칡, 체리, 사과, 파슬리, 마늘, 감자, 당근, 메밀, 보리, 석류 등의 여러 가지 식품을 섭취하고, 규칙적인 운동으로 신진대사를 활성화하며, 스트레스를 관리하여 조급함과 초조함을 달래 주는 여러 가지 이완요법을 한다. 또한 에스트로겐에는 음의 성질을 지니고 있는데, 갱년기증상으로 음기(寒, 찬 기운)의 부족으로 인해 양기가 편향되어 열이 위로 치우쳐 일어난 문제이므로 음기를 보충하여 편향된 양기를 바로 잡는다. 뒤에 설명하는 '음양오행 균형원리'를 활용하면, 음양(한열)의 균형을 회복하는데 매우 효과적이다.

마음에도 한열이 있다. 열은 분노, 혐오, 불안, 정신분열, 정신착란, 불면, 히스테리 등을 일으키고, 한은 우울, 죄책감, 무거움, 지남력 부족, 우둔하고, 의욕상실, 삶의 흥미상실 및 기분이 저하된다. 마음의 항상성을 이루기 위해 여러 가지 도구들을 사용하여 기준점으로 돌아오도록 마음의 한열을 조절하면 건강을 회복할 수 있다.

(2) 한의학

한의학은 『황제내경』에 기록되어 있는 음양 오행[60]의 개념이 뿌리이다. 따라서 한의학은 음양 오행의 개념이 핵심이며, 이 개념에 대하여 명확하게 아는 것이 중요하다. 먼저 음양에 대하여 이해하는 것이 순서이다.

이러한 음양에 대하여 『생활침뜸의학』[61]에서는 다음과 같이 이야기하고 있다. 인체의 생명활동은 음과 양 두 개의 힘이 맞물려야 정상적으로 작용한다. 음인 영양물질은 양인 기능 활동의 기초가 되고, 양인 기능 활동은 음인 영양물질을 만드는 동력이다. 장부의 기능이 좋아야 인체에 필요한 물질이 만들어지고, 영양물질이 충족되어야 장부의 기능이 정상적으로 활동하게 된다.

그러면 음양의 특성에 대하여 알아보자.

양성陽性체질의 생리현상은 체온이 높고, 서늘한 것을 좋아한다. 맥박이 강하고 빠르며, 내쉬는 숨이 강해서 호흡이 짧고 급하다. 물을 많이 마시고 냉수를 좋아하고, 담백하고 시원한 음식을 좋아한다. 소화가 잘되고 식욕이 왕성하며, 얼굴에 붉은 빛이 돈다. 소변의 양과 횟수가 적고 색깔이 붉고 추운 계절을 좋아한다. 지구력이 없고 조급하고 경솔하며, 봄과 여름의 오후에 몸이 괴롭다.

음성陰性체질의 생리현상은 체온이 낮고 따뜻한 것을 좋아한다. 맥박이 약하고 느리며, 들이쉬는 숨이 강해서 호흡이 길고 느리다. 갈증은 별로 없고, 따뜻한 물을 좋아하며, 더운 음식과 양념이 많은 음식을 좋아한다. 얼굴에 검은 빛이 돌고, 소변의 양과 횟수도 많으며 색깔이 맑다. 따뜻한 계절을 좋아하고, 지구력이 있고 느긋하며, 가을과 겨울의 오전에 몸이 괴롭다.

양성체질은 열이 많은 체질이고 음성체질은 한이 많은 체질이다. 내가 어느 상태인지 살펴보고 조절을 하면 되는데, 조절 방법은 열성체질로 나타나면 음(한)을 더해주고, 음성체질로 나타나면 양(열)을 더해주어 음양이 균형을 이루면 된다. 음이 허한 상태가 계속되어 양기를 생성하지 못하면 양도 허해지거나, 양이 허한 상태가 계속되어 음액陰液을 생성하지 못하면 음도 허해진다. 이것이 발전하게 되면 음과 양이 모두 허해진다. 음의 병이 지나치면 양의 병이 되고, 양의 병이 지나치면 음의 병이 된다. 음양 병의 치료 대 원칙은 음이 성해지면 양으로 음한을 막고, 양이 성해지면 음으로 양의 열을 막는다.

오행은 시간과 공간을 이루는 구조물 사이의 역학관계를 다룬 것으로, 우주에 있는 만물을 목·화·토·금·수의 다섯 속성으로 분류하였다. 이는 음양인 한열의 온도 변화에 의해 일어나는 현상이다. 온도 변화의 일정한 규칙을 살펴서 연구한 것이 음양 오행설이다. 따라서 우주에 있는 만물은 시간과 공간 속에서, 다섯 요소의 속성과 관계가 있다고 보고 우주만물을 오행에 배당하여 '오행귀속표'라고 하는 것이 만들어졌다. [그림 13](p. 210)은 이러한 인식에 기초해서 사물을 오행에 귀속시킨 사례이다.

분노는 목에 할당되었고, 기쁨은 화에 할당되었으며, 근심과 걱정은 토에, 슬픔은 금에 두려움, 공포는 수에 할당되었다. 보리는 목에, 수수는 화에, 쌀은 토에, 좁쌀은 금에, 콩은 수에 할당하였다. 이처럼 만물을 오행에 할당하였으며 목, 화는 양이요. 금, 수는 음이며 토는 중앙으로 본다.

이들이 상호작용하는 역학관계를 살펴보면, 상생相生과 상극相剋의 작용에 의해 균형을 이루고 있다. 상생의 작용은 오행을 이루는 다섯 요소가 서로 조장助長하고 협력協力하는 것이다. 반면에 상극은 서로 억제하고 저지하는 관계이다. 상생은 욕망이고 원동력이며, 상극은 절제이고 저지력이다. 따라서 생명력은 상생의 조장하는 힘과 상극의 견제하는 힘이 균형을 이루도록 하여 건강 상태를 유지하도록 한다.

오행이 어느 한쪽으로 쏠리게 되면, 균형이 깨지고 균형이 깨지면 건강을 잃게 된다. 이때 상생의 조장하는 힘과 상극의 견제하는 힘을 조절하여, 기준점으로 돌아오도록 하면 건강은 저절로 회복이 된다. 이것이 자연 치유의 원리이고 자연 치유력이며 생명력이다. 질병은 상생과 상극의 관계가 넘치거나 모자라서 평형이 깨진 상태이다. 절제 없는 욕망과 견제 없는 상생은 생명력을 탈진시키고, 욕망 없는 절제와 상생 없는 상극은 생명 없는 빈껍데기만 남길 뿐이다. 오행의 상생과 상극의 상호작용을 살펴보자.

수생목水生木, 금극목金克木이라는 개념은 수(겨울)의 짓누르는 힘은 뚫고 자라는 목(봄)의 원동력이고(수생목), 금(가을)의 모아주는 힘은 뻗어나는 목의 추진력이나, 금이 모아져 뭉치면 목은 억제된다

(금극목). 뿌리(水)에서 줄기가 나고(木), 열매가(金) 맺히면 줄기(木)는 시든다. 신맛은 모으니(金), 간목의 힘을 작용시키나 신맛이 지나치면 간목은 억제된다는 개념이다.

목생화木生火, 수극화水克火라는 개념은, 목(봄)의 뻗어나는 힘은 흩어지는 화(여름)의 원동력이고(목생화), 수(겨울)의 짓누르는 힘은 퍼지는 화의 추진력이나, 수가 짓눌러 단단해지면 화가 억제된다(수극화). 줄기는(목) 잎(화)을 달고 뿌리(水)가 충실해지면 잎(火)이 시든다. 쓴맛은(苦) 굳게 하니(水) 심화(心火)의 힘을 작용시키나, 쓴맛이 지나치면 심화는 억제된다는 개념이다.

화생토火生土, 목극토木克土라는 개념은, 화의 퍼지는 힘은 고르게 하는 토의 원동력이고(화생토), 목의 뻗어나는 힘은 아우르는 토의 추진력이나 목이 뻗어 자라면 토는 억제된다(목극토). 잎(화) 사이에 꽃(토)이 피어 음양이 조화를 이루고, 줄기(木)에 생장이 왕성하면 꽃(土)이 잘 피지 못한다. 단맛은 뻗어 나게 하니(木) 비(土)의 힘을 작용시키나, 단맛이 지나치면 비(토)는 억제된다는 개념이다.

토생금土生金, 화극금火克金이라는 개념은, 토의 아우르는 힘은 모으는 금의 원동력이고(토생금), 화의 퍼지는 힘은 뭉치는 금의 추진력이나, 화가 퍼져 흩어지면 금은 억제된다(화극금). 꽃(土)의 음양 조화로 열매(金)를 맺고, 잎(火)이 무성하면 열매(金)가 부실하다. 매운맛(辛)이 흩어지게 하니(火), 폐(금)의 힘을 작용시키나 매운맛이 지나치면 폐(금)은 억제된다는 개념이다.

금생수金生水, 토극수土克水라는 개념은, 금의 뭉치는 힘은 단단해지는 수의 원동력이고(금생수), 토의 아우르는 힘은 짓누르는 수의 추진력이나, 토가 고르게 아우러지면 수는 억제된다(토극수). 열매(金)는 땅에 묻혀 새로운 생명의 뿌리(水)를 내리고, 꽃(土)이 피면 뿌리(水)는 부실해진다. 짠맛을 부드럽게 아우러지게 하니(土), 신수 腎水는 억제된다는 개념이다.

이상은 『생활침뜸의학』[62]에 실려 있는 내용을 요약한 것이다. 이러한 원리가 건강 증진 융합 기술의 통섭원리(사물에 널리 통하는 원리로 학문의 큰 줄기를 잡는다는 의미)이다. 식이요법, 운동요법, 생활요법, 스트레스관리, 대인관계, 자아실현 등의 건강 증진 행위와 보완대체의학, 현대의학, 심리학, 경영학, 체육학 등의 건강 관련 기술을 융합하여 기준점으로 돌아오도록 하는 통섭원리이다. 따라서 음양 오행의 배당에 대해 공부하고, 상생과 상극의 상승과 견제의 원리를 알아 만물이 균형을 이루도록 조절을 하면 누구나 건강하고 행복한 삶의 혁명을 이룰 수 있다.

(3) 음양 오행 균형원리[63]

이제 음양 오행의 실제적인 응용 기술에 대하여 살펴보자. 사암舍岩도인은 지금으로부터 약 400년 전인 조선시대의 스님으로, 말년에 오행침五行鍼의 도를 깨달았다고 하며, 사암도인 침구요결은 많은 침구학자들에 의해 연구되어 오다가, 일제시대에 이재원 선생에 의해 오행침 비결이 출판되었고, 근래에 다시 사암도인 『침구요결』(행림서원 간)이 출간되었다. 사암도인의 『침구요결』은 일반 대증요법[64]과는 달리, 음양 오행의 이치를 활용하여 각 경락의 허실을 구별하는 진단법과 보사법(補瀉法, 더해주거나 빼주는 방법)이 있고 여기에 음양을 결부시키고, 각 장부 간의 관계를 오행 개념으로 판단하여 오행혈五行穴[65]을 배당하고, 상생(서로 도와주는 관계)과 상극(서로 견제하는 관계)의 역학적 관계를 분석하여 각 장부가 역학적으로 균형을 회복하도록 구체적인 기준을 명확하게 밝혀 놓았다.

이 '음양 오행 균형원리'는 생체 항상성 기전으로 설명할 수 있는데, 상생의 방법(난경難境 69란)[66]으로 허즉보기모(虛則補其母, 허하면 그 어미를 보하는 것), 실즉사기자(實則瀉其子, 실하면 그 아들을 사하는 것)의 법칙을 적용하고, 상극의 방법(난경 75란)으로 허즉사기관(虛卽瀉其官, 허하면 나를 견제하고 있는 장부를 사하는 것), 실즉보기관(實卽補其官, 실하면 나를 견제하고 있는 장부를 보하는 것)의 법칙을 적용한다. 여기서 자경自經은 내가 병들어 있는 경락을 말하며, 타경他經은 병들어 있는 경락을 견제하고 있는 상대적 경락이나 나와 모자관계[67]에 있는 경락을 의미하는데, 이러한 법칙을 자경(『황제내경』에 최초 기록, 난경 69, 75란)과 타경(사암도인이 독창적 개발)에 적용하여 조절을 한다.

'허즉보기모'란 부족한 것은 그 어머니로 채워주고, '실즉사기자'란 넘치는 것은 그 아들을 감해 주는 원리이며, 이는 서로 도와주는 관계에 있는 상생의 전략을 의미한다. '허즉사기관'은 허하면 나를 견제하고 있는 상대를 감해주어 나의 허한 기운을 보하고, '실즉보기관'이라고 하는 것은 나를 견제하고 있는 상대를 보해주어서, 나의 실한 기운을 사해주는 효과를 보기 위한 상극의 전략이다.

상합전병의 법칙은 병들어 있는 경락이 있으면 그 경락과 모자 관계에 있는 경락이 병들고, 그것을 견제하고 있는 경락에도 병이 든다고 하는 법칙을 의미한다. 따라서 어느 한 경락이 병들게 되면 그것의 연쇄반응으로 다양한 질병 예후가 나타난다. 이에 대비하기 위해서는 자유자재로 한열 조절 방법을 창출하여, 에너지의 흐름이 균형과 조화를 이루도록 기준점을 조절하는 것이다.

구체적인 예로 간에 염증이 많이 몰려 있다(간염)고 생각해보자.

간 조직의 염증 시 나타나는 증상은 발열, 부종, 충혈, 통증(뻐근함), 기능감퇴 현상이 나타나기 시작한다. 간의 염증 수준이 증가하게 되면, 피로감과 근육이 땅기거나 쉽게 화를 내기도 한다. 화를 내면 교감신경이 항진되어 혈관이 수축되고, 근육으로 피가 몰리고 소화기계통으로는 혈액 공급이 적어져서 소화불량을 일으킨다. 담즙 분비가 감소하여 지방분해 능력이 떨어지고, 소화력은 더욱 떨어지게 된다. 해독능력이 저하되어 피부발진이 나타나기도 하고, 간열에 의해 대장에서 수분이 말라 열성변비로 발전하기도 한다. 변비가 생기면 장내 독소가 발생하고 이 독소가 혈액을 타고 돌면서 여러 가지 이상 증상을 일으키기도 하는데, 이 상태에서 간 부위를 손으로 눌러 보면 통증을 느끼게 된다. 더욱 심하면 손으로 누르지 않아도 통증을 느끼게 되는 자발통이 발생한다.

또한 혈액의 흐름에서도 손목 부위의 촌구동맥은, 아주 가늘게 미세한 흐름이 있어 쉽게 맥이 잡히지 않고, 목 부위의 총경동맥을 만져보면 거의 맥박이 느껴지지 않는다. 이 수준이 되면 염증

수준은 더욱 증가하게 되어, 얼굴이 누렇게 되고 눈은 샛노랗게 되어 황달증상이 나타나게 된다. 이러한 과정 중에서 염증 수치가 정상 수준이면서 압통이 나타나거나, 비정상 맥박이 나타나는 상태를 아건강 상태라고 한다. 염증 수치가 심각 수준으로 나타나거나 자발통이 나타나면 질병이라고 판단할 수 있다.

질병으로 판단되면 병원진료를 받아야 하며, 아건강 상태라면 '음양 오행 균형원리'의 상생과 상극의 기준점 조절 전략에 따라, 질병으로 발전하기 전에 건강 상태로 돌아오도록 생활 속에서 본인 스스로 조절한다.

우선 급성인 경우는 6주 정도 수면과 휴식을 통하여 백혈구의 활동이 왕성해지도록 에너지를 충전한다. 오행으로 간은 목에 해당하며, 목은 수직상승하는 기운이 강하여 교감신경이 지나치게 항진되는데, 이때는 목의 상승하는 기운을 가라앉혀야 한다. 날숨을 길게 하여 위로 상승하는 기운을 가라앉히는데, 이 방법은 목을 견제하는 금의 기운을 보하여 금극목의 실즉보기관을 응용하는 것이다. 화를 내고 있는 들뜬 마음을 차분하게 가라앉히기 위해, '쉬~'라고 하면서 날숨을 길게 하고 이완명상을 한다. 긴 날숨으로 긴장을 풀어내고 각성된 교감신경을 가라앉히며, 부교감신경을 자극하여 자율신경계의 항상성이 균형을 이루도록 한다. 명상은 수水의 속성을 지닌 기운이며, 이것은 수의 기운으로 화火의 기운을 억제하여(수극화), 간의 항진된 기운을 사하는 실즉사기자의 응용 방법이다.

상생 전략으로 간목을 돕기 위해, '수생목'으로 수의 찬 기운을 불어 넣어 목의 화기를 가라앉힌다. 구체적으로 '쉬~'라고 하면서 길게 내쉬거나 공포 영화를 보는 것도, 수의 기운을 더해 주어서 간의 목기를 가라앉히는 방법이다.

상극의 전략으로 간목을 억제하기 위해 '금극목' 즉, 폐(金)의 기운으로 간목의 열기를 가라앉히는 것이다. 요가의 복식 호흡도 폐기를 강하게 하여 목기를 억제하는 방법인데, 복식 호흡으로 산소 흡입량이 증가하여 에너지 수준이 높아지면, 백혈구의 활동이 활발해져서(면역력 증가) 간염을 일으키는 병균을 물리치는 이치이다. 슬픈 영화를 보는 것도 금기를 강화하는 것이며, 매운맛의 음식을 먹는 것도 금기를 강화하는 방법이다.

6주 정도 지나고서 어느 정도 회복이 되면 요가 자세(Asana, 체위법, 동작)의 수련으로도 조절이 가능하다. 금극목을 위해 금의 성질을 지닌 뱀 자세(Bhujangāsana, 엎드려서 상체를 반쯤 들어 올리는 자세)를 하고, 실즉사기자를 위해 간화(간의 염증에 의한 열)의 기운을 사(寫, 간열을 내리는 것)하는 반달자세Tiryaka Tadasana[68]를 긴 날숨과 함께 수련한다.

또한 목극토木克土의 역으로 토외목土畏木을 할 수 있는데, 토의 속성인 단맛의 음식을 섭취하여 혈중 포도당 수준을 높인다. 그렇게 간에 영양을 공급하여 간 기능을 활발하게 하는 것도 토외목의 치유법이다. 아로마 오일로도 가능하다. 실즉사기자를 위해 심장의 화기를 누르는 라벤더를 사용하고, 금극목을 위해 폐의 기운을 북돋아 간열을 떨어뜨리는 저먼 카모마일을 사용한다. 또한 사암

오행 침으로도 가능한데 체력이 실하면 간승격(肝勝格, 간의 항진된 기운을 사瀉해주는 방법)을 쓰고, 체력이 허하면 폐정격(肺正格, 부족한 폐의 기운을 보충해주는 방법)으로 금극목의 억제방법을 사용하여 실한 목의 기운을 사瀉한다. 사암오행침은 팔꿈치 아래와 무릎 아래에 2㎜ 이내를 자극하기 때문에 위험하지 않고, 본인 스스로도 자극을 할 수 있어 질병 예방과 자가 치유에 매우 효과적인 수단이다.

그러나 장부의 한열 상태를 제대로 구분하지 못하고, 자극을 하게 되면 악화시킬 수도 있다. 따라서 전문가의 도움을 받아, 장부의 한열 상태를 파악하고 자극을 해야 한다.

이렇듯 항상성을 조절하기 위해 건강 증진 행위 6가지를 비롯하여 기후, 계절, 방향, 마음, 영성, 요가, 아로마 오일, 음식 등 이 세상의 모든 존재들을 도구로 활용할 수 있다. '음양 오행 균형원리'는 이 세상에 존재하는 모든 존재들인 몸과 마음, 정신, 영성, 자연까지도 오행에 배당하여 활용한다. 그러기 위해서는 오행의 속성을 이해해야 하며 오행의 속성을 근간으로 유추하면, 이 세상의 모든 존재들을 오행에 배당할 수 있다.

오행의 속성을 살펴보면, 목은 위를 향해 직선으로 뚫고 나가려고 하고 나선운동으로 올라가려고 하는 기운이 있고, 장부는 간과 담이 배당되어 있다. 화는 불이 타오르듯 흩어져 평면을 이루는데, 장부는 심장과 소장이 배당되어 있다. 금은 흩어져서 세로로 늘어진 화의 기운을 가죽으로 둘러싸고 모아서 둥근 입체를 만들며, 장부는 폐와 대장이 배당되어 있다. 수는 물기가 내려와(윤하潤下) 통일을 시켜서 모이니(융축) 한 점을 이루는데, 장부는 신장과 방광이 배당되어 있다. 토는 흩어져 있는 심고 거두는 모든 과정과 조화를 이루고, 장부는 비장과 위장을 배당하였다. 이런 오행의 속성을 깊이 이해하면 이 세상의 이치에 통달할 수 있을 것이다. 즉 상생과 상극의 전략으로 접근하는데 상생은 욕망이자 원동력이고, 상극은 절제이고 추진력이며, 생명력은 상생과 상극의 힘으로 움직인다. 여기서 절제 없는 욕망(상극 없는 상생)은 생명력을 탈진시키고, 욕망 없는 절제(상생 없는 상극)는 생명 없는 빈껍데기만 남길 뿐이다.

그러므로 상생과 상극의 원리를 잘 활용하여 항상성을 조절하기 위한 수단으로 삼아야 할 것이다. 그 응용 범위나 활용 범위는 무궁무진하며, 이렇듯 다양한 도구를 활용하기 위한 융합원리가 '음양 오행 균형원리'이다. 이와 같이 기준점으로 돌아오도록 하기 위해 한열을 조절하는 기술이 '음양 오행 균형원리'의 핵심이다.

⑷ 아유르 베다Ayur Veda[69] 의학

아유르 베다 의학은 인도에서 발달된 것으로, 기원 전 15세기경의 4가지 베다에서 유래되었다고 한다. 기원 전 리그 베다Rig Veda[70]에서는 병인학, 증후학, 약초 치료 등이 전해졌으며, 사마 베다Sāma Veda[71], 야주르 베다Yajur Veda[72], 아유르 베다에서는 만뜨라Mantra[73]의 암송, 영성음악, 향기요법(아로마) 등이 발견되었고, 아타르바 베다[74]에서는 아유르 베다의 거의 전부가 나타나고 있으며, 만뜨라 암송, 영성음악, 향기요법, 색채 치료, 물 치료, 열 치료, 마사지, 마르마

포인트(Marma, 에너지가 모이는 점)[75]가 기술되어 있다. 아유르 베다는 4
대 경전 중의 하나인 아타르바 베다의 부속서로 알려져 있다.

야주르 베다에서는 빤짜 부따(Phancha Bhutha, 5원소)의 개념이 등장
하게 되는데, 온 우주의 만물은 지(地, Earth, Prithvi, 덩어리 형체의 속성),
수(水, Water, Jala, 응집의 성질, 인력), 화(火, Fire, Agini, 열, 빛, 변형을 일으킴), 풍
(風, Air, Vayu, 운동의 성질), 공(空, Eather, Akasha, 공간의 성질)의 다섯 원소로
구성되어 있다고 한다. 다섯 원소가 적절하게 배합되어, 트리도샤
Tridosha라고 하는 '세 가지 기질'이 만들어지는데, 바타Vata · 피타
Pitta · 까파Kapha로 나뉜다. 바타는 공(空, 공간)과 풍(風, 운동), 피타는
불(火)이 주主이고 물(水)이 보조이며, 까파는 물이 주이고 흙이 보
조의 배합으로 구성된다.

아유르 베다 의학에서 중요한 것은 세 체질이 균형을 이루면
건강하고, 균형이 파괴되면 질병에 걸린다고 하는 병리학적 개념
이다. 따라서 아유르 베다 의학에서는 세 체질의 균형 상태를 점
검하여 부족한 도샤는 보충해주고, 넘치는 도샤는 감소하여 균형
회복을 한다. 그러면 몸과 마음은 저절로 건강해진다는 개념이다.

이제 기준점으로 돌아오도록 하는 구체적인 방법인 5원소의 힐
링에 대하여 살펴보자.

지地의 힐링에 대하여 살펴보면, 황토는 무기물이 풍부하여 영
양관리에도 좋고, 유익한 미생물에 의한 발효작용으로 몸에 좋은
효소를 만들어서 섭취한 음식을 잘 소화 흡수하도록 하고 신진대
사를 촉진하여 건강 증진을 도모한다. 황토에 열을 가하면(지地와

화火의 결합) 원적외선이 방사되는데, 원적원선은 파장이 길어 인체의 피부 깊숙하게 침투하여 세포를 활성화시켜 면역력을 높여준다. 즉 각종 염증을 제거하고 세포의 기능을 활성화시켜서 질병을 예방하고 치료하는 효과가 있다.

황토 찜질욕은 지地와 수水 그리고 화火를 결합한 5원소 치료 중 하나라고 할 수 있으며, 황토를 물에 걸러서 사용하는 것을 지장수라고 하는데, 황토에 들어 있는 무기질을 섭취하여 인체에 좋은 물을 마실 수 있어서 질병을 예방하고 치료하는데 도움이 된다. 이는 지地와 수水의 5원소요법이다.

화火 치료는 온열 치료를 의미한다. 이는 황토를 비롯하여 각종 물리 치료 기구들이 등장하게 된 근거라고 할 수 있으며, 체온을 조절하여 기준점으로 돌아오도록 하는 방법이다. 이는 열이 없고 체온이 낮아서 신진대사가 느린 사람에게 좋은 방법이 될 것이다. 또한 따뜻한 햇볕을 쪼이는 것도 화 치료의 일종이다. 하루 30분 정도 햇볕을 쪼이면 비타민 D가 만들어져서, 칼슘 흡수도 좋아져 뼈 건강에도 좋다. 아울러 세로토닌이라는 행복 호르몬이 증가하여 불면증이나 우울증 등의 정신건강을 회복하는데 효과적이다.

풍風과 공空은 식물이 내보내고 있는 피톤치드의 효과가 중요하다. 풍욕風浴을 통해 피톤치드를 피부에 접촉하고, 심호흡을 통해 몸 안으로 받아들이면 피톤치드가 지니고 있는 살균력이나 항산화 능력에 의해 노화를 예방하고 질병을 예방하는데 도움이 된다.

맛으로도 5원소 힐링을 할 수 있는데, 신맛은 흙과 물의 결합으로 까파와 피타는 크게 올리고, 바타는 조금 내리며, 짠맛은 불과 물의 결합으로 까파와 피타는 크게 올리고 바타는 조금 내리며, 매운맛은 에테르와 공기의 결합으로 피타, 바타는 조금 올리고 까 파는 조금 내린다. 떫은맛은 까파는 많이 내리고 피타는 조금 내 리며 바타는 조금 올린다. 쓴맛은 공기와 불의 결합으로 까파와 피타는 조금 내리고 바타는 많이 올린다.

이러한 오미의 성미를 알아서 5원소 힐링에 활용할 수도 있다. 이러한 오미의 활용에 대해서는 한의학에서도 다루고 있는 부분 으로 뒤의 '음식으로 몸과 마음을 다스리기'에서 구체적으로 설명 하고 있다. 이렇듯 아유르 베다 의학의 5원소 요법은 인체의 다섯 구성 요소 중에서 부족한 원소는 채워주고, 넘치는 원소는 감소시 켜서 기준점으로 돌아오도록 조절하는 기술이다.

(5) 요가

요가는 인도에서 수천 년 전부터 전래되어, 수많은 사람들의 경 험을 통해 검증된 심신 수행법이다. 요가Yoga라는 말은 인도 고 대어의 일종인 범어(梵語, 산스크리티어)로서 '말을 마차에 결합시키 다', '말에 멍에를 씌우다'는 의미이고, 이것이 명사로 쓰일 때는 '결합' 또는 '억제'의 뜻을 지닌다. 마차를 인간의 육체에, 원숭 이처럼 날뛰는 인간의 마음을 말에 그리고 마부를 영혼에 비유하 여 '말을 잘 통제하여 바른 길로 갈 수 있게 하는 것'이 요가라고 한다. 이는 육체나 감각기관을 억제하고, 마음을 한곳에 집중하는 명상 수행을 의미한다. 그래서 요가를 정의하기를 '마음작용을 제어하는 것'이라고 한다.

몸과 마음, 정신과 영성의 균형을 이루는 것이 요가수행의 목적이며, 이를 통해 깨달음을 얻어 진정한 나를 발견하려는 노력이다. 이는 몸과 마음, 정신과 영성 그리고 사회적 관계까지도 포함하여, 건강과 행복 그리고 아름다움을 추구하려는 웰니스의 개념과 일치한다. 이에 요가는 보완대체의학의 한 종류로서, 건강 증진을 위한 실천도구로 활용할 수 있을 것이다.

이러한 요가에 대하여 『요가수뜨라』[76]라고 하는 경전에서는 8단계의 시스템으로 정의하였다.

1단계는 금계(禁戒, Yama)로 해서는 안 되는 사회적 규범이며 윤리와 도덕적 규범(개인과 사회가 통합)을 실천하는 것으로 비폭력, 불살생(Ahimsa, non-violence), 정직, 불망어(Satya, truth, 거짓말을 하지 않는 것), 불투도(Asteya, honest and non-theft, 도둑질을 하지 않는 것), 불간음(Brahamacarya, sexual control, 금욕), 무소유, 불탐욕(Aparigraha, non-possiveness, 욕심내지 않는 것)의 다섯 가지 사회규범이다.

2단계는 권계(勸戒, Niyama, 열심히 하도록 권고하는 것)는 개인의 규범으로 청결(Shaucha, purity, 몸과 마음을 깨끗하게 하는 것), 고행(Tapas, austerity, 자기 훈련하는 것), 경전 공부(Swadhyaya, self-study, 요가 경전 학습), 만족(Santosha, contenment, 자기 만족), 신에 헌신(Ishwara pranidhana, salf-surrender)의 다섯 가지 규범이다. 이러한 1단계와 2단계는 생활 속에서 실천하는 생활 요가라고 할 수 있다.

3단계는 체위법Asana(이 책에서는 '자세'라고 명명함)이라고 하여 동작을 반복하여 훈련하는 것이다. 몸의 불순물을 정화하여 쁘라나(에너지, 氣, 생명력)와 의식의 흐름이 원활하도록 기혈의 순환 통로를 청소하는 것이다. 이는 요가에서 설명하는 다섯 가지의 몸Pancha Kosa[77] 중에서 육체층을 정화하는 수단이다.

4단계의 호흡법Prāṇāyāma은 쁘라나Prāṇa인 '숨, 에너지, 기, 생명력'을 의미하고, 야마는Yāma는 '억제, 조절, 통제'를 의미한다. 쁘라나의 흐름을 조절하여 육체적, 심리적 불순물을 정화하는 것이다. 이는 요가에서 육체층을 정화하고, 육체층과 마음층을 연결하는 생기(生氣, 에너지)층으로 진입하는 단계이다. 이러한 3단계와 4단계의 수련을 하타 요가라고 한다.

5단계의 제감법(Pratyahara, 制感法)은 밖으로 향하는 감각기관을 내면으로 거둬들이는 수련법이다. 구체적 수련법으로 요가 니드라(Yoga Nidra, 요가의 잠, 이완 수련법), 안따르 모운(Antar Mouna, 내적 침묵, 마음의 변화를 관찰하는 내면의 수련법), 아자빠 자빠(Ajapa Japa 소함, 옴 등의 만뜨라를 이용하여 수련), 뜨라따까(Trataka, 촛불 등을 응시하며 집중하는 수련법) 등 많은 수련법이 있다. 이는 육체층과 마음층을 정화하는 수단이다.

6단계는 집중법Dharana 수련이다. 한 대상에 의식을 집중하는 수련이며, 이는 감각기관을 의식 내부로 향하도록 집중하여, 산란한 마음을 고요하게 하고 안으로 내면화하는 수련이다. 눈에 보이는 대상에 집중하거나 눈에 보이지 않는 대상에 집중 할 수도 있다.

7단계 선정법Dhyana은 집중된 의식의 흐름을 지속적으로 유지하는 수련이다. 집중이 성숙되면 자연히 선정으로 진행되는데, 이때 에너지는 점점 확장되고 세포가 확장되어 집중대상이 명료해진다.

8단계는 삼매Samadhi이다. 삼매 상태는 몸과 마음을 모두 초월하여 아무것도 없고, 집중 대상 하나만 남는다. 모든 에너지가 내적 집중점에 모여 있으며, 최종적으로 어떤 대상에도 의지하지 않게 된다. 이러한 삼매에 이르면 영적 희열이 극대화되고, 마음의 동요가 멈추어 내면의 신성, 참 자아가 나타나게 된다. 이러한 의식 상태에 도달하면, 음식이 내 입으로 들어가는 것이 아니라 남의 입에 음식을 넣어주는 이타적 자아가 실현된다. 이타적 자아가 실현되면 굳셀 건健, 편안 강康, 기쁘고 만족스러운 건강과 행복 그리고 아름다운 삶을 영위하게 된다. 따사로운 햇살에 봄눈이 녹듯, 저절로 영적 희열이 스며든다. 5단계부터 8단계의 수련을 라자 요가Raja Yoga라고 한다.

또한 [그림 14][78](p. 211)의 딴뜨라Tantra · 꾼달리니Kundalini · 만뜨라Mantra 요가 등은 8단계의 수련 원리를 응용하여 인간의 의식을 확장하기 위한 요가 수련법이다. 지혜 요가(Jñāna-yoga), 행위 요가(Karma Yoga), 신애 요가(Bhakti Yoga) 등은 『바가바드 기타』Bhagavad Gītā라고 하는 인도 고대 요가경전에 나오는 세 가지 요가의 종류이다. 요가의 8단계 시스템을 정확하게 이해하면, 이러한 다른 응용 수련법들은 쉽게 이해하고 건강을 위해 여러모로 활용할 수 있다.

여기서 1, 2단계는 열심히 해야 하는 행동과 해서는 안 되는 행동을 제시하는데, 이는 도덕적이고 윤리적인 생활습관을 유지하도록 한다. 요가 시스템의 1~2단계(금계, 권계)는 도덕적이고 윤리적인 생활을 통해 마음 및 에너지의 항상성을 제어하는 효과적인 수단이 될 수 있다.

3단계의 자세(체위법)는 몸의 균형을 잡아주어 운동으로 신체 기능의 균형을 회복하여 건강을 증진하고, 에너지 항상성을 제어하는 효과적인 수단이 될 수 있다.

4단계의 호흡은 몸과 마음을 연결하는 다리와 같다. 화가 나면 몸도 긴장하고 몸에 힘이 들어가며, 호흡이 거칠어지는 것을 보면 쉽게 알 수 있다. 따라서 4단계의 호흡은 에너지와 마음의 항상성을 제어하는 효과적인 수단이 될 수 있으며, 5단계(제감)는 감각기관을 제어하여 마음 항상성을 제어하는 효과적인 수단이고, 6~8단계(집중, 선정, 삼매)는 무의식의 부정적 콤플렉스Complex와 정신적 트라우마Trauma를 해소하고, 스트레스와 자아를 조절하여 마음 항상성을 제어하는 효과적인 수단이 될 수 있다.

5단계부터 8단계는 거칠어진 마음을 차분하게 가라앉혀서 마음의 균형을 잡아준다. 고요 속에서 피어나는 평화로움이다. 마음작용(생각, 번뇌)을 억제하여, 분노나 거칠어진 마음을 바로 잡아 평화로워진다. 이것이 진정한 행복이 아닐까 생각해본다. 요가는 이렇게 심신 건강을 돌보는 도구가 될 수 있다.

이와 같이 통합 요가 시스템은 건강 증진 행위, 에너지 항상성, 마음항상성을 제어하는 건강 증진 시스템의 실천 도구로써 활용 가능성을 보여주고 있다. 이에 성낙봉(2013)[79] 등은 건강 증진 시스템의 도구로써, 통합 요가 시스템의 활용 가능성에 대하여 실험연구를 통해 확인하였는데, 이 연구는 근골격계의 질환을 가진 비만환자를 대상으로, 요가수련이 건강에 미치는 영향에 대하여 고찰한 것이다. 이 실험연구에서는 다양한 원인에 의해 발생하는 근골격계의 질환을 가진 비만환자에 대하여, 그 원인에 따라 제각각 분야별로 해결하는 것이 아니라, 한번에 해결하는 접근방법을 사용하였다. 이를 원 스톱One-Stop이라고 하였으며, 원 스톱은 관련 전문가가 협력하여 한번에 문제를 해결하는 방법으로, 개별적 특성에 적합한 맞춤 프로그램을 설계하는 것이었다. 따라서 근골격계의 질환을 가진 비만환자들에게 적합한 요가 자세와 호흡 방법으로 운동 프로그램을 설계하였고, 먹는 것과 생활습관을 개선하여 에너지 항상성을 회복하도록 하였다. 또한 스트레스에 의한 폭식과 의욕 저하를 해소하기 위해, 심리상담 및 긍정 명상으로 마음 항상성을 회복하도록 하였다. 실험군은 12주간 주 5회씩 90분간 원 스톱 맞춤 요가 수련을 실시하였다.

그 결과 체중(68.18±11.00kg에서 62.56±10.88kg으로), 체질량지수(BMI)(27.31±4.48kg/m²에서 25.10±4.44kg/m²로), 체지방율(33.78±5.50%에서 29.80±7.22%로)이 감소하였다. WHR(허리둘레/엉덩이둘레)은 0.94±.08에서 0.90±.08로 신체조성에서 모두 감소하였고, 건강과 체력 관련해서 수축기혈압(SBP, 130.20±18.96mmhg에서 118.40±16.74mmhg로), 신체나이(PFA, 49.60±8.41세에서 45.10±8.16세로)도 감소하였다. 또한 혈액관련인자들에서도 HDL-C[80](58.80±11.68mg/dL에서 66.20±15.53mg/dl로), 감마지티

피[81](r-GTP, 27.50±16.57Iu/L에서 20.80±7.87Iu/L로) 모두 감소하는 결과가 나타났다. 또한 삶의 만족도(51.00±17.75점에서 69.30±12.95점으로)도 증가하였다.

실험군과 대조군의 차이를 비교하는 통계분석에서는 체중 (p<.001), 체질량지수(p<.001), 허리둘레/엉덩이둘레(p<.001), 체지방율 (p<.01), HDL-C(p<.05), 체력나이(p<.001), 삶의 만족도(p<.01)에서 집단과 반복에 따른 상호작용 효과가 유의미하게 차이가 있는 것으로 나타났다. 결론적으로 One Stop 맞춤 요가가 근골격계의 질환을 가진 비만환자의 건강 증진에 통계적으로 의미 있게 나타났으며, 만성 근골격계의 질환을 가진 비만환자의 한계를 극복할 수 있는 방법으로 원 스톱 맞춤 요가의 가능성을 제시할 수 있었다. 이에 필자는 건강 증진 시스템의 실천 도구로써 요가의 가능성을 확인할 수 있었고, 또한 심신의학의 핵심으로 자리매김할 것이라고 예측하고 있다.

이러한 가능성을 지닌 요가의 한열 조절 원리에 대하여 구체적으로 살펴보자.

요가의 한열 조절 기술의 핵심은 장부의 한열 상태를 판별하여 필요로 하는 장부로, 필요로 하는 에너지를 유도하여 음양 오행이 균형을 회복하도록 기준점 조절을 하는 것이다. 목(간. 담), 화(심. 소장), 토(비장, 위장), 금(폐, 대장), 수(신장, 방광)로 음양 오행을 배당하고, 이들의 한열 상태가 균형을 회복하도록 하는 것이다. 요가의 자세나 호흡 등의 다양한 행법을 활용하여, 필요한 에너지(한열, 차가운 에너지와 따뜻한 에너지)를 생성하여, 필요한 곳(장부)으로 유도한다.

이번에는 요가 자세(Yoga Asana)의 한열 조절 기술을 살펴보자.

앉아서 앞으로 구부리는 여러 자세들이나, 서서 앞으로 구부리는 여러 자세들은 차가움을 주고, 서서하는 여러 자세들이나 뒤로 젖히는 여러 자세들은 열을 생성하며, 척추를 중심으로 비틀어주는 여러 자세들은 균형을 이룬다.

모든 자세에서 순환을 증가시키거나, 근육을 수축시키는 부위에서 열을 생성하는 경향이 있고, 순환이 되지 않거나 근육을 이완시키는 부위에서 차갑게 하는 경향이 있다. 또한 특정 자세의 동작을 통해 에너지를 어디로 보내는 가에 따라, 특정 장부에서 열을 내기도 하고 차갑게 하기도 한다. 따라서 요가자세의 성미(性味; 한열, 차가운 기운이나 뜨거운 기운)와 귀경(歸經, 특정장부로 기를 유도하는 것)을 알면 음양 오행의 한열 균형을 회복할 수 있다. 아울러 짧아진 근육은 늘려주고, 늘어진 근육은 수축하여 자세를 바로잡을 수 있고, 자세가 바르면 건강에도 도움이 된다.

호흡은 몸에서 열을 내거나 차갑게도 하는데 들숨은 차게, 날숨은 따뜻하게 하는 경향이 있고, 들숨은 교감신경을, 날숨은 부교감신경을 자극하는 경향이 있다. 왼코는 부교감신경을 자극하고, 오른코는 교감신경을 자극하는 경향이 있고, 들숨 후 호흡의 정지는 열을 생성하고, 날숨 후 호흡의 정지는 차갑게 한다.

코로 하는 호흡은 열을 생성하고, 입으로 하는 호흡은 차갑게 하는 경향이 있고, 정뇌 호흡(Kapalabhati Pranayama, 날숨이 강하고 빠른 호흡)과 풀무 호흡(Bhastrika Pranayama, 풀무질을 하듯이 빠르게 하는 호흡)과 같은 빠른 호흡들은 열을 생성하고, 에너지를 소모하며 살을 빼주며 노화를 촉진한다. 느린 호흡이나 냉각 호흡은 차갑게 하며 에너지를 보존하고 노화 속도를 지연하며, 교호 호흡(좌우 코를 통해 교대로 하는 호흡)은 균형을 잡아주고, 호흡에 집중하면 편안함을 주고 명상을 유도한다. 이렇게 호흡을 통해 장부에서 필요로 하는 한열 에너지를 생성하고, 자세를 통해 특정 장부로 에너지를 유도하여 기준점으로 돌아오도록 조절하는 것이 요가의 핵심이다.

마음속 깊이 억압되어 있는 부정적 콤플렉스는 마음작용의 걸림돌이다. 명상은 고요함과 편안함을 주어, 긍정의식을 회복하는 데 도움이 된다. 긍정의식은 질병의 원인인 부정적인 정서를 해소하고, 마음의 깊이 자리 잡고 있는 부정적 콤플렉스를 자각하여 풀어내기도 한다. 이렇듯 부정적 자아를 제거하고 긍정적 자아로 새롭게 태어나 긍정 정서를 경험을 하면, 마음의 기준점으로 돌아와 원상 복구력을 회복한다. 또한 생각도 신경의 작용으로 발생하는 에너지이므로 생각을 하는 것도 에너지를 소모하는 일이다. 그러므로 마음작용을 멈추는 명상 수련은 에너지가 소모되지 않도록 하고 에너지를 충전한다. 따라서 명상은 소모된 에너지를 충전하여 면역력을 높이고, 자연 치유력을 향상하는 수단이 될 수 있다.

이렇듯 요가는 금계, 권계, 자세, 호흡, 명상 수련으로 몸과 마음이 기준점으로 돌아오도록 하는 심신 융합의 건강 증진 기술이다.

구체적으로 요가의 체질 개선에 대하여 살펴보자.

요가와 아유르 베다 의학은 사촌지간이라고 할 수 있다. 아유르 베다 의학의 여러 경전과 요가의 경전들이 같은 뿌리에서 나왔으며, 이들은 서로 도움을 주고받으며 상생을 길을 걸어 왔다. 즉 아유르 베다 의학으로 진단을 하고, 그 결과에 따라 자연 치유를 하기 위한 수단으로 요가를 활용하였으며, 또한 요가를 수련하기 위해 건강을 돌보는 수단으로 아유르 베다 의학의 약초나 식이요법 그리고 체질에 관한 이론 등을 받아 들여 활용하였다.

앞에서 살펴본 바와 같이 아유르 베다 의학은 사람의 신체, 마음, 정신, 영성의 특징에 따라 세 가지 체질로 나누었다.

바타 체질은 키가 작고, 마르고, 건조하며, 추위를 타고, 순환이 안 된다. 하체비만에 신경질과 변덕이 심하고, 민감하여 두려움과 불안하며 심적 동요가 심하고, 건성피부와 변비가 자주 발생하고 활동적이며 창조적이다.

피타 체질은 평균 체격이고 순환이 잘되며, 손발이 따뜻하고, 식욕이 좋고, 기름진 피부에 갈증이 심하다. 배설이 잘되고, 변이 묽고, 열이 있고 불에 가까이 가면 고통스럽다. 공격성, 역동적, 집중력이 있고, 비판적이고 주장이 강하며 쉽게 분노한다.

까파 체질은 키가 작거나 크고, 비만이고, 순환이 나쁘다. 두껍고 축축한 피부를 갖고 식욕은 좋지만 신진대사가 약하며, 배설은 느리고, 습기와 추위를 싫어한다. 성격은 무겁고 느리며, 침잠되어 있고, 부드러우며 집착심이 강하다.

체질별 건강 관리 방법은 바타 체질은 운동을 좋아하고 움직임을 즐긴다. 따라서 활동을 선호하고 조직세포가 건조하고, 결핍 때문에 유연하지 못하다. 과도하게 움직이면 물을 흡수하지 못하여 부상을 입기 쉽다. 자세, 호흡, 만뜨라로 안정, 고요, 견고하게 열정을 절제하고 이완하고 균형을 유지하며 천천히 부드럽게 근육을 사용한다. 들숨을 강조하고, 깊고 고요하고 강한 호흡을 하며 마음을 고요하게 하기 위해 현재의 순간에 집중한다.

피타 체질은 집중력과 결단력 있으며, 수련이 쉽고 질서정연하고 일관된다. 내적으로 열 때문에 흥분하고 인내심이 부족하며 공격적, 호전적이고 분노를 잘한다. 무시하는 경향이 있어 명상으로 마음을 잘 다스려야 하고, 깨달음을 삶의 목표로 한다. 에너지 강화를 위해 자세 수련을 하고, 시원함을 추구하며 외부자극을 개방적으로 수용하여 고루 퍼지게 이완하고 열을 내리는 냉각 호흡을 한다. 마음을 각성하여 무비판적, 무집착 행위를 하도록 하는 것이 중요하다.

까파 체질은 안정되고 일관성이 있고, 한번 한다고 결정하면 지나치게 충실하다. 고요하고, 사랑을 하며, 봉사를 잘하고, 깊은 호흡이 어려우며 폐 울혈이 심하다. 변화를 위해 노력이 필요하고, 체중이 많이 나가고 움직임을 좋아하지 않는다. 그렇기 때문에 준비운동을 해야 하고 빠른 자세가 좋으며, 따뜻하고 건조하게 유지하고 몸을 가볍게 한다. 집착하지 않는 게 중요하며, 기운을 위로 향하게 깊고 빠른 호흡을 하며, 마음이 열정적으로 깨어 있게 불꽃처럼 집중한다. 체질은 전 생애 동안 변함없이 유지하는 경향이 있지만 예외의 경우도 있으며, 장기간 병이 들거나 나이가 들어감에 따라 변할 수 있다. 이러한 세 가지 체질이 균형을 이루도록, 기준점을 조절하는 것이 체질개선의 핵심이다.

힐링요가의 꽃은 쁘라나 비드야Prana Vidya[82]이다. 이것은 소위 우리가 말하는 '기 치유'이다. 달나라를 가는 최첨단 과학의 시대에, 황당한 이야기로 여겨질 수도 있다. 그러나 2,000년 전에 달에서 옥토끼가 방아를 찧는다고 하는 시절에, 사람이 달나라에 간다고 하면 황당한 이야기가 아니었을까?

진동의학, 파동의학에서 원자의 진동은 소리와 열을 발생하며, 빛은 진동 에너지의 다른 모습이다. 사실 에너지와 물질은 동일물질의 다른 형태일 뿐이고 따라서 인간을 다중차원의 에너지계로 개념화할 수 있다. 그 여러 에너지의 형태는 무선 웨이브, X선, TV 주파수, 초음파, 마이크로 웨이브 등 수많은 것들이 있다.

게베르Geber는 살아 있는 신체의 원자, 분자, 세포, 기관 등은 고유한 진동 특성이 있어, 사람의 주변에는 에너지 필드가 만들어지는데, 이를 전기장, 전자파라고 하고 기氣, 짜끄라(Cakra, 기가 모이는 곳), 아우라Aura(어떤 사람이나 장소에 서려 있는 독특한 기운)라고 한다. 로버트 C. 벡크라는 학자는 '치유사'들을 대상으로 1969년부터 10여 년에 걸쳐 뇌파자료를 수집하였다. 그 결과 치유를 위해 '트랜스'Trance[83] 상태에 들어 간 치유사들은 모두 평균 7~8Hz의 주파수를 나타냈다. 자아를 잊게 되는 '트랜스' 상태가 1초에서 수 초 동안에 걸쳐 거의 같은 뇌파 패턴을 나타냈다고 한다. '트랜스' 상태에 있을 때 치료사의 뇌파가 지구자기의 미 맥동, 즉 슈만공명 Schumann Resonances[84]과 동조화한다. 뇌파나 전신의 생체자기가 지구의 대기권 내에서 발생하는 슈만공명과 일정 시간 동안 동조화된 현상이다. 생체의 리듬은 시상視床에 의해 조절되고 있으며, 이 조절이 중단되는 '프리 런'Free Run[85]시기에는 지구와 우주의 리듬에 좌우되는 지자기 미 맥동과 뇌파가 동조된다. 이 프리런 상태에서 치유에 필요한 정보를 받아들인다.

치유사는 손에서 나오는 치유 에너지로 다른 사람의 기능을 회복시키는 사람이다. 치유사의 손에서 방출되는 코히렌스Coherence[86]인 생체자기(치유 에너지)는, 대상자의 조직에서 발생하는 주파수와 동조화한다. "치유사가 아무 생각 없이 '프리 런' 상태로 들어갈 수 있으면, 깊은 통찰과 치유가 분명 가능하다. 이것이 '기 치유', '마음치유'이다.[87]"

쁘라나 비드야의 수련은 치유사가 되기 위해 아무 생각 없이 '프리 런' 상태에 이르기 위한 수련법이다. 치유자의 손에서 치유 에너지를 자유자재로 대상자에게 보내어, 기능을 회복하기 위한 수련이다. 건강 증진학에서 치유사는 남을 치유하는 것이 아니라, 자신의 한열을 스스로 조절하여 기준점으로 돌아오도록 하는 것이다. 디팍 초프라Deepak Chopra는 "치유는 커다란 존재에 몸을 맡겨, 편안한 흐름의 파도를 타는 것"이라고 하였다. 또는 "나의 신체가 우주와 조화를 이루어 일체화될 때 평온함을 느끼게 된다"고 하였다. 따라서 쁘라나비드야는 신체적 · 심리적 · 정신적 ·

영적으로 기준점으로 돌아 온 상태 즉, 건강 상태에서만이 가능하다. 이렇듯 심신 건강을 위해 한열을 조절하여 기준점으로 돌아오도록 하는 것이, 쁘라나 비드야의 몸과 마음을 건강하게 다스리는 기술이다.

⑹ 요가로 건강한 생활하기

건강하게 살기위해 양생養生[88]을 한다. 모든 체질에서 기본적으로 해야 할 양생법이 있는데, 절주하고 금연하며, 과로하지 않고 번뇌 망상을 피하고, 대인관계에서도 용서하고 감사하며 나누고 배려하는 생활을 하는 것이다. 스트레스를 얼마나, 어떻게 받고 있는지 둘러보기도 하고, 그것에 지혜롭게 대처하기 위한 방법을 찾으려고 노력하며, 성 생활도 무리하지 않는 것이다.

이제 본론으로 들어가서 요가의 체질별 양생법을 살펴보자.

바타 체질은 원기[89]가 부족하고 소화불량이 심하며, 근육이 경직(뻣뻣)되고 몸이 차고 건조하다. 관절염이 많고 순환이 안 되며, 허약하고 에너지가 부족하며, 신경이 예민하고 불안정하다. 따라서 자세 수련은 가볍게 땀이 흐르는 정도로 하고 땀을 많이 흘리면 안 된다. 평온하고 느리고 고요하게 하며 견고하고 안정되게 꾸준히 하고, 인내를 가지고 서두르지 말고, 부드럽고 서서히 흐르는 동작으로 몸을 서서히 따뜻하게 순환계와 관절을 부드럽게 하며, 호흡은 느리고 깊어지게 기운을 북돋는 수련을 한다.

바타 체질은 오래 앉기 어려우므로 긴장을 풀고 골반과 대장에 집중하고, 비트는 자세가 좋다. 아빠나 바유Apana Vayu[90]을 자극하는 앉은 자세가 좋으며 과잉 바타를 제거하기 위해 앞으로 구부리는 자세도 좋다. 고요하고 차분하게 하며 뒤로 구부리는 동작과 결합하는데, 모든 방향으로 척추를 구부리는 동작들, 힘과 고요함을 강조하는 서 있는 자세들 특히, 집중과 균형 감각이 필요한 입목 자세Vrikshasan[91] 등이 좋다. 뒤로 가볍게 젖히는 동작은 바타를 강화하고 따뜻하게 하며, 아빠나 바유와 대장을 강화한다. 뱀 자세Bhujangasasna, 메뚜기 자세Shalabhasana(엎드려서 이마를 바닥에 대고 두 다리를 들어 올리는 자세) 등이 좋고 마무리는 안정과 평온, 따뜻하고 차분하고 고요하게 하며, 아랫배의 긴장이 풀리고 명상을 위한 공간과 에너지를 확보한다.

주의할 것은 무리하게 않고 서두르지 않는 것이다. 뱀 자세는 엎드려서 양손을 어깨넓이로 벌리고, 천천히 상체를 들어 천정을 바라보는 자세이다. 30초 정도 정지하고 내쉬면서 천천히 준비 자세로 돌아온다. 효과는 요통과 허리를 부드럽게 마사지 하고, 척추신경을 자극하여 뇌와 몸 사이의 전달이 좋아진다. 변비, 생식기, 난소, 자궁, 생리통, 간, 신장, 대장에 좋고 부신피질을 마사지 하여 코티졸 호르몬이나 갑상선 호르몬 조절에 도움이 된다. 특히 바타 체질에 중요한 아빠나 바유를 자극하여 활성화 한다. 메뚜기 자세는 살라바 아사나라고 하여 뒤에서 자세하게 설명하였다.

바타 체질은 에너지 수준이 낮아서 깊은 호흡 수련이 필요하다. 억지로 하지 말고 서서히 들어가며, 호흡이 점점 느려지고 깊어지게 요가 호흡(Yoga Pranayama, 횡경막과 늑골, 그리고 쇄골을 확장하여 폐활량을 최대한 높이는 요가 호흡 방법)이나 승리 호흡(Ujjayi Pranayama, 목구멍을 수축하여 기도를 통과하는 공기량을 조절하는 호흡법) 방식으로 한다. 정뇌 호흡이나 풀무 호흡은 추울 때하면 더욱 좋고, 깊은 호흡을 위해 숨을 멈추는 지식 호흡을 한다. 승리 호흡은 기도를 수축하여 숨의 길이를 조절할 수 있는 호흡법으로, 날숨과 들숨의 길이를 조절하여 마음을 조절할 수 있는 효과가 있다. 즉 화가 나고 있으면 느린 호흡으로 날숨을 길게 하여 화를 풀어낼 수 있다. 이때 날숨을 길게 하기 위해 승리 호흡이 필요하다. 특히 바타 체질은 마음이 불안하여 안정이 필요한 체질이니 날숨을 길게 하여 부교감신경을 자극하여 긴장된 몸과 마음을 이완하면 쉽게 안정을 취할 수 있게 된다. 들뜬 마음을 가라앉히기 위해서도 긴 날숨이 필요하고, 교호 호흡(Nadisodhana Pranayama, 에너지 통로를 깨끗하게 청소하고 신경계를 정화한다)은 바타 체질의 안정을 위해, 좌우 콧구멍을 교대로 들숨 : 멈춤 : 날숨 : 멈춤을 4 : 3 : 2 : 1의 비율이 좋다.

명상 수련은 산, 호수, 바다, 연꽃, 장미, 아침노을, 불, 흙, 황금색을 시각화[92]하여 집중하고, 대담무쌍함과 평화를 위한 쌍칼파[93], 불안, 민감성, 걱정 해소를 고요히 가라앉히는 명상을 한다. 마음을 비우기보다 시각화가 좋고, 만뜨라 암송이나 신의 명상도 좋다. 고요히 한 가지 대상에 집중하고 생각 속도를 늦추는 변함없는 본성을 명상한다. 고요히 움직이지 않고 있는 참자아의 공간을 명상한다. 의식을 내면으로 향하여 산란하게 하는 것을 잊고, 만뜨라는 에너지를 고갈하기 때문에 큰소리로 오래하면 안 되고 입으로 소리 없이 해야 한다. '람Ram, 흐림Hrim'의 비자[94] 만뜨라를 부드럽고 따뜻하고 평온하게 한다.

피타 체질은 열증, 실증[95]으로 화火(심장, 소장)와 목木(간, 담)의 기능이 항진되기 쉽다. 근육이 무력하고 늘어지고 유연하며 힘줄은 짧아져 있다. 적극성, 야심적, 성미가 급하고, 분노, 경쟁심, 흥분성이 강하여 서늘하게 이완하는 휴식, 용서, 내맡김, 부드러운, 확산적인 방법으로 수련하며 땀을 흘리지 말아야 한다. 매사에 만족하고 고요하게 달의 원리(서늘하게, 음, 한)로 수련한다. 피타가 간과 소장에 축적(간염, 소장의 염증 등)되어 있으므로, 소화관을 따라 내려오도록 중간복부의 긴장을 풀어준다.

달의 원리에 의한 자세는 어깨로 거꾸로 서기, 쟁기 자세 등이 있다. 쟁기 자세는 누워서 다리를 들어, 어깨너머로 보내 발끝이 바닥에 닿게 해주는 자세이다. 소장, 간에 축적된 피타를 소화관을 따라 내려가도록 하기 위해 뱀, 보트(V자 자세), 물고기 자세(누워서 어깨를 들어 머리 끝으로 받치는 자세)가 좋고, 서늘하게 하기 위해 앞으로 구부리는 자세를 하고, 뒤로 구부리는 자세를 할 때는 열이 발생하므로 조심하며 수련 후 서늘하게 하는 자세를 해야 한다. 간을 깨끗이 하고 피타를 제거하는 달의 수련을 하고, 아그니(Agni; 소화 열)를 강화하기 위해 앉아서 비틀기(Spinal Twist; 서거나 앉거나 누워서 척추를 비트는 수련) 자세를 한다. 또한 사자 자세(Simhāsana; 무릎을 꿇고 앉아서 혀를 내밀고 강하게 내쉬는 수련)를 제외한 앉아서 하는 모든 자세가 좋다. 고관절을 여는 서서 하는 자세, 앞으로 구부리고 다리를 벌리고 선 자세들, 앉아 앞으로 구부리는 자세들, 마무리 자세로 송장 자세(Savasana; 누워서 하는 휴식자세)를 한다.

몸을 서늘하게 식혀주는 냉각 호흡(Sitali Pranayama, Sitkari)이나 입으로 날숨을 길게 유도하는 호흡법들과, 왼코 호흡(Chandrabheda Pranayama), 고요하게 하는 벌 소리 호흡(Bhramari Pranayama,; 두 귀를 막고 음~하면서 벌 소리를 내며 집중하는 호흡)을 하고, 교호 호흡은 들숨 : 멈춤 : 날숨 : 멈춤의 비율은 4 : 1 : 2 : 2 로 한다. 승리(웃짜이) 호흡은 피타가 증가하니 조심해야 한다.

명상은 서늘하게 하는 달, 꽃, 부드러운 물결, 서늘함, 고요함을 느끼는 것, 산, 숲, 바다, 짙은 푸른색을 시각화하여 명상한다. 잘못을 인정함, 용서, 연민, 사랑, 행복, 평화의 기도를 하고, 모든 존재에 대한 사랑을 기도한다. 분노를 포기하는 쌍칼파와 공격성을 풀어 주는 것, 신의 뜻에 내맡기는 평화로운 명상을 한다. 참자아와 접촉하는 명상, 가슴의 빛을 발견하는 명상, 서늘함을 명상하고 마음의 수용성 그리고 고요함을 느끼도록 명상을 한다. 비판적 마음을 초월하는 명상과 식별력[96]을 증진하고 본성을 탐구한다. 시원함과 위안을 주고 들뜬 마음을 진정시켜 줘야 하며, 느리고 이완된 상태를 유지하도록 한다. 만뜨라는 '아임Aim, 슈림Shrim, 샴Sham'이 좋고 옴Om이 가장 좋다.

까파 체질은 한증(한寒 · 음陰 · 습증濕症) 토土(비장, 췌장, 위장)의 기능이 항진되기 쉽다. 위장, 허벅지에 지방이 축적되고 뼈가 짧고 굵으며, 까파가 가슴에 축적(점액 생성)되고 몸의 여러 곳으로 이동하여 부종, 악성 낭종, 심장병, 기혈의 흐름을 방해하고, 얼어붙은 강(차가움)과 같다. 침체를 물리치기 위해 순환을 촉진시켜야 하고, 따뜻하게 하여 땀을 흘리도록 열을 내는 방법으로 수련을 한다.

앉아 있는 자세들은 까파를 증가하여 나쁘고, 태양예배 자세(Suryanamaskara; 정해진 24가지 동작을 연속적으로 수련하는 것)를 빠르게 하거나, 빈야사Vinyasa[97]의 자세들을 하는 것도 좋다. 가슴을 여는 자세가 좋고 뒤로 젖히는 자세도 좋으며, 앞으로 굽히는 자세나 가슴을 수축하는 자세들은 나쁘고, 배를 여는 자세들과 나울리(Nauli; 복직근을 세워서 복부를 마사지하는 방법)는 위장을 자극하여 까파의 축적을 방지하고 느린 소화에 좋다. 쟁기 자세는 폐를 열어 까파를 제거한다. 자세는 활기차고, 따뜻함, 가벼움, 순환을 촉진하고, 가슴과 폐를 여는 자세를 집중하고, 감각을 예리하고 깨끗하게 하며 감정적 무거움이 없도록 수련한다.

호흡 수련은 오른코 호흡Suryabhedana Pranayama, 가열 호흡(정뇌, 풀무호흡), 안타르 꿈박Antara Kumbhaka[98]의 조절이 중요하며, 교호 호흡은 들숨 : 멈춤 : 날숨 : 멈춤의 비율은 1 : 4 : 2 : 1로 한다. 특히 마하 반다Maha bandha[99]가 좋다.

명상 수련은 태양, 푸른 하늘, 공간, 물, 불, 황금색, 주황색, 사랑과 보살핌 등을 시각화하여 명상한다. 이 사랑을 모든 사람에게 향하도록 기도하고, 동기를 부여하는 기도를 하며 더 높은 본성의 초연함을 쌍칼파로 정하여 수련한다. 해방된 마음을 명상하여 집착을 해소하고, 침체, 우울, 정신적 무기력, 소유욕, 무거움을 해소한다. 걷기 명상, 집착을 놓는 공空 명상, 신(헌신) 명상 등으로 집착심을 해소하고, 믿음과 내맡김, 영원불멸한 내면의 빛, 모든 존재의 무상함을 명상한다. 침체된 마음을 따뜻하게 자극하여 활성화해야 하고 자각과 인식을 확장해야 한다. 만뜨라는 '홈Hum, 옴Om, 아임Aim'을 입으로 많이 하는데, 처음에는 소리를 내고 나중에는 호흡과 함께 반복한다.

이상의 체질별 양생법을 요약하면, 바타 체질은 무리한 노력을 금지하고 자신에게 스트레스를 주지 않는다. 단식을 피하고 식사는 거르지 않으며, 말을 적게 하고 풍부한 영양을 공급하고, 강하고 힘든 일인 심한 운동이나 과로는 피한다. 바람, 추위, 에어컨은 피하고, 스트레스, 걱정 근심을 줄인다. 통증, 변비, 불면, 관절염, 히스테리 등의 예방에는 관장, 락후 샹카쁘락샬라나Laghoo Shankhaprakshalana[100] 등이 좋다.

장 해독을 위해 하루 3쪽의 마늘을 먹어서 장의 유해균을 줄이고, 유산균이 많은 청국장이나 된장, 김치 등을 많이 먹고, 유산균의 먹이가 되는 식이섬유가 많은 야채나 과일을 많이 먹는다. 또한 대장과 신장의 사법瀉法[101]을 사용하여 대장의 열을 내리고 신장의 열을 내려, 소대변이 원활하도록 해독을 한다.

바타 체질은 원기가 부족한 체질이므로 마늘, 인삼, 황기, 영양이 풍부한 음식, 강장허브, 참기름 등이 원기를 회복하여 바타를 완화한다. 규칙적 생활, 온수 목욕, 따뜻한 환경이 좋으며, 참깨 오일을 바르고 마사지를 하고, 일찍 자고 수면시간을 늘린다. 몸을 따뜻하게 하기 위해 왼쪽으로 누워 자고, 생강, 고춧가루, 후추는 소화를 도와준다. 스트레스를 줄이기 위해 휴식을 하고, 늦가을과 바람, 건조함과 단맛, 신맛, 짠맛, 뜨거움, 견과류 등과 오자스[102] 증가를 위한 강장허브, 과일, 뿌리채소, 유제품, 쌀 등이 좋고 느긋한 생활을 한다.

잘라네티(Jalaneti; 코를 소금물로 청소하는 것), 뜨라따까(Trataka; 촛불 등을 응시하며 집중하는 수련), 안타르 꿈박, 승리·교호·태양관통 호흡[103], 비틀기·전굴(앞으로 구부리는 자세)·후굴(뒤로 구부리는 자세) 자세 등이 좋으며, 고요하게 명상으로 긴장을 이완한다.

피타 체질은 지나치게 흥분하지 않고, 내맡기는 자세, 승부욕을 절제하고 피클, 식초, 고추, 케찹, 탄산음료, 알콜은 피한다. 밤늦게 일하지 않고, 불을 가까이 하지 않으며, 갈등과 논쟁을 피하고 태양, 열, 빛을 피한다. 염증, 열, 피부발진, 출혈, 위궤양, 위산과다 등의 질병이 많고 원기회복제는 감초이다. 서늘한 음식, 액체, 물, 코코넛, 해바라기 오일 마사지, 평화와 용서하는 태도와 분노 감정을 피한다. 열을 내리기 위해 오른쪽으로 누워 자며, 단맛, 쓴맛, 떫은맛, 시원한 음식이 좋고, 설사(변통)로 피타를 정화하며, 방혈(피를 빼는 것) 300cc을 한다.

정제된 우유가 피타를 완화하고, 차가운 성미의 알로에와 서늘한 기운이 좋고, 비틀기·어깨로 거꾸로 서기·뱀·활(Dhanura; 엎드려 양 발목을 잡고 상체와 하체를 들어올리기)·물고기·쟁기 자세, 고관절

여는 자세들, 냉각호흡, 왼쪽코 들숨과 날숨은 길게, 벌 소리 등 명상 호흡이 좋다. 아자빠 자빠, 뜨라따까, 지혜 명상, 요가 니드라 Yoga Nidra[104]와 같은 바이오 피드백 수련을 한다. 해독 허브로는 열을 식히는 서늘한 성미의 허브들과 간과 심장의 열을 내리는 사법을 쓴다.

까파 체질은 심장병, 부종, 기침, 비만, 울혈, 천식, 알레르기, 당뇨, 감기 등의 질병이 많다. 양생을 위해 적극적이고 기민한 행동을 하고 활동성(무거움 해소)을 주며, 낮잠은 금하고, 밤잠을 적게(6-7시간) 잔다. 찬 음식, 너무 달거나 기름진 음식은 피하고, 얼음물, 청량음료를 금지하고, 반 아마 식이요법Anti-ama diet[105]을 한다. 원기회복제는 생강이고 몸과 마음을 가볍고 활동적으로 하며, 앉아서 하는 작업이나 습한 환경을 피한다. 집착을 줄이며(욕심), 겨자, 옥수수기름 등으로 마사지를 한다. 규칙적 운동, 사우나, 증기욕 등이 좋고, 초봄(습기)에는 정화법으로 구토법(Kunjal)를 하고, 잘라네티(Jala Neti)로 코를 청소한다. 밀가루는 까파를 증가하고, 쌀도 무거운 음식이니 줄이며, 꿀이 까파를 완화하고 말린 생강(건강)이 좋다. 매운 맛, 쓴맛, 떫은맛, 뜨겁고, 가벼운 음식과, 마른 음식이 좋고, 단식과 강도 높은 운동이 좋으며, 일광욕을 즐기고 따뜻하게 하기 위해 왼쪽으로 누워서 잔다.

악어 자세(누워서 양 팔을 벌리고 양 다리를 교대로 비틀기) · 메뚜기(엎드려서 두 발을 들어올리기) · 태양예배 자세(24가지 동작을 연속적으로 수련하는 자세) · 쟁기 · 후굴 · 등펴기(앉아서 양 발가락을 잡고 상체를 구부리기) · 가슴을 여는 자세, 물구나무 서기, 아그니사라 다우티Agnisara Dhauti[106], 나울리NAuli[107], 승리 · 정뇌 · 풀무 호흡, 비장과 폐의 기능이 항진된 것을 감소시키는 비장과 폐의 사법이 좋다.

(7) 아로마

아로마(Aroma, 향기)는 식물에서 유래하는 방향 성분의 오일을 이용하여, 심신의 건강이나 미용을 증진하는데 활용되어온 향기요법이다. 인간의 생활에 자연의 향기를 도입하여 스트레스를 해소하거나, 심신의 안정을 도모하기 위해 동서양에서 고대로부터 널리 활용되어 왔다. 특히 인도의 아유르 베다 의학과 중국의 전통 의학을 동양 의학의 양대 산맥이라고 하는데, 이 두 의학 체계는 몸과 마음, 정신, 영성을 동일체로 보고, 전인적 접근을 한다는 공통점이 있다. 또한 한(寒, 차가움) · 열(熱, 뜨거움) · 조(燥, 건조한 것) · 습(濕, 축축한 것)의 불균형을 질병의 원인으로 보고, 체질적 분류를 하여 치료도 하고 건강관리도 한다.

아유르 베다 의학에서 한열은 온도의 차이이고, 조습은 물질적 차이이다. 즉 온도의 변화는 에너지의 변화이고, 물질의 변화도 종국에는 에너지의 변화이다. 물에 열을 가하면 수증기가 되고, 수증기가 차가워지면 물이 되고, 더 차가워지면 얼음이 된다. 또한 얼음에 열을 가하면 물이 된다. 이렇듯 액체, 고체, 기체의 물질적 변화도 결국 에너지의 변화에 의해 일어나기 때문에 한열의 변화를 중시한다. 한의학에서는 여기에 오행 개념을 도입하여 좀 더 세분화하였다.

아유르 베다 의학은 인도에서 수천 년의 역사를 통해 경험적으로 활용되어 온 전통의학 체계이다. 이러한 아유르 베다 의학에서는 아로마(향기를 지닌 분자)의 성미를 한·열·조·습으로 분류하여 심신건강을 지키기 위해 활용하였고, 한·열·조·습에서 한열이 중요한 것으로 여기고 활용하고 있다. 따라서 아로마 오일을 통해 한열을 조절하여 기준점으로 돌아오도록 조절한다.

건강 증진학에서는 아유르 베다 의학과 한의학을 근간으로 하여 아로마 오일의 성미를 한열로 분류하는데, 한열을 다시 오행으로 세분화하였다. 그리고 이것을 적절하게 활용하여 기준점으로 돌아오도록, 한열을 조절하는 것이 아로마요법의 핵심이다.

아유르 베다 의학에서는 체질을 한·열·조·습의 특성에 따라 바타·피타·까파·바타—피타·바타—까파·까파—피타·균형 체질(세 체질의 균형)의 일곱 체질로 분류한다. 기본은 바타, 피타, 까파의 세 체질이다. 이 세 체질의 특성에 대해서는 '요가의 몸과 마음을 건강하게 다스리기'에서 설명하였다. 세 체질의 균형이 깨지면 한열 상태가 기준점을 벗어나게 되는데, 이때 한열의 성미를 조절하여 기준점으로 돌아오도록 해야 한다. 기준점으로 돌아오게 되면 세 체질은 저절로 균형을 이루게 되고, 체질이 균형을 이루면 저절로 건강해진다. 따라서 아로마 오일의 한열 성미에 대하여 알아야 체질의 균형을 이룰 수 있다.

이에 아로마 오일의 화학적 성분 분석과 체질별 균형 회복 원리를 살펴보고, 체질별 아로마 테라피(Aromatherapy, 향기요법)에 관해 살펴보자. 또한 아로마 오일의 한열 성미에 따라 각 장부의 한열을 조절하기 위한 한열의 균형 회복 방법에 대하여 살펴보기로 하자. 다음 [그림 15][108](p. 211)는 아로마 오일의 화학적 성분[109]에 따라 체질과 한열을 분류한 것이다.

[그림 15]에서 알데하이드Aldehyde(이름은 -al로 끝나고 상큼한 감귤향이 남)는 까파의 영역으로 한(차고), 습(축축하고, 기름지고)이 있다. 항바이러스, 항염(염증에 저항), 해열, 혈압강하, 진정(신경의 이상 홍분을 억제하는 것)에 효과적이며, 레몬그라스Lemongrass, 시트로넬라Citronella, 레몬밤lemon balm 등이 대표적 허브(식물)이다. 따뜻하고 건조한 테르펜(Terpene 피타/바타)으로 균형을 회복한다.

케톤Ketone(이름은 -one로 끝나고, 간단한 케톤으로는 아세톤Acetone이 있다)도 까파의 영역으로 습이 많고 약간 차다. 알데하이드보다 따뜻하다. 상처 치료, 항알러지, 성장 자극 등에 효과적이고 세이지Sage, 로즈마리Rosemary, 히솝Hyssop 등이 대표적 허브이다. 약간 따뜻한 알콜Alcohol로 균형을 회복한다.

알콜(이름은 -ol로 끝남)은 피타의 영역으로 습하며 약간 따뜻(미열)하다. 살균, 활력(대사)에 효과적이고 장미Rose, 로즈우드Rosewood, 진저Ginger, 파출리Patchouli, 샌달우드Sandalwood, 티트리Tea-tree 등이 대표적 허브이다. 약간 차가운 케톤으로 균형을 회복한다.

페놀Phenol(-ol로 끝나고, 피부를 태워 화끈거리게 함. 멸균, 소독제)은 피타

(까파)의 영역으로 습열의 기운이 있다. 면역, 살균, 활력이 있고 클로버Clover, 타임Thyme, 시나몬Cinnamon, 큐민Cumin 등이 대표적이다. 차고 건조한 세스퀴테르팬(Sesquiterpene 바타)으로 균형을 회복한다.

테르팬(-ene로 끝남)은 피타(바타)의 영역으로 열이 있고 건조하며 살균작용이 있다. 파인Pine, 레몬Lemon, 오렌지Orange, 블랙페퍼Black Pepper, 안젤리카Angelica가 대표적 허브이다. 습하고 차가운 알데하이드(까파)로 균형을 회복한다.

세스퀴테르팬(-ene로 끝남, 항염소염제)은 바타 영역으로 항염, 면역, 진정, 항바이러스, 항암에 효과적이고 차고 건조하다. 저먼 카모마일German Chamomile, 야로Yarrow, 탄지Tansy가 대표적이며, 습하고 뜨거운 페놀(피타)로 균형을 회복한다.

에스테르Ester(알콜이 떨어지면 -ol, 얻으면 -yl, 산이 떨어지면 -ic, 얻으면 -ate, 과일 향)는 중성이고 약간 찬 편이며 진정, 고요, 항균, 균형 유지에 효과적이다. 라벤더Lavender, 클라리 세이지Clary Sage, 로만 카모마일Roman Chamomile, 버가못Bergamot 등이 대표적 허브이다. 약간 따뜻한 에테르Ether로 균형을 회복한다.

에테르(-ole로 끝나고, 세로토닌 증가, 도취감 유도, 과다 사용 시 신경독성으로 인해 경련을 유발)는 중성이고 약간 따뜻하며 살균, 자극, 거담, 진경, 이뇨의 효과가 있고 바질Basil, 시나몬Cinnamon, 아니시드Aniseed 등이 대표적이고, 약간 차가운 에스테르로 균형을 회복한다.

아유르 베다 의학의 체질별 아로마테라피Aromatherapy에 대하여 알아보자. 아유르 베다 의학은 체질을 바타, 피타, 까파의 세 체질로 구분하고, 이들을 다시 일곱 체질로 구분한다고 하였다. 아유르 베다 의학에서는 물질의 기본 원소를 다섯 가지로 보는데 지, 수, 화, 풍, 공의 5원소이다. 5원소의 배합 비율에 따라 체질이 결정된다고 하는데 바타 체질은 풍과 공, 피타 체질은 불과 물, 까파 체질은 흙과 물의 결합으로 본다.

바타는 차고 건조하며 가볍고 활동성이 강하며 대장, 방광, 뼈, 골반 등에 주로 분포되어 있다. 병리적으로 당뇨, 설사, 변비, 관절염, 대장, 소화불량, 관절염, 갑상선, 중풍, 불면증, 동맥경화, 부신기능 저하, 통증 등이 특징이다.

피타는 뜨겁고, 신맛이 나고, 매끄러운 유동성의 노란 액체이며, 간과 소장에 주로 분포하고, 발열과 소화 작용이 특징이다. 흥분을 잘하고 분노가 심하며, 병리적으로 세균과 바이러스에 의한 염증, 출혈, 빈혈 등 혈액 관련 질병, 피부질환, 설사, 구토, 위장병 등이 많은 체질이다.

까파는 바타보다 차고, 습하며, 끈적거리고 무거우며, 둔감하고 집착이 강하고 느리게 활동한다. 식욕이 강하고 소화는 느리며, 까파는 위장과 폐에 주로 분포되어 있고, 병리적으로는 감기 등 폐와 호흡기 질환이 많고 설사, 관절염, 심장질환, 소화불량, 신부전, 나른하고 비만한 체질이다.

이런 체질적 특성을 고려하여 아로마테라피에 대해 살펴보자.

바타는 따뜻하고 촉촉하게 하며, 물질의 감소로 인한 노화와 쇠약함을 개선하는데 중점을 두고 아로마 오일을 활용하다. 따뜻하게 하여 독소를 제거하고 혈액을 맑게 하기 위한 오일로는 클라리 세이지, 블랙페퍼, 샤프론Saffron 등이 좋고, 가스를 제거하고 소화를 도와서 풍기를 억제하기 위해 큐민, 진저, 쥬니퍼 베리Juniper Berry, 시나몬 등이 좋다. 땀을 내서 울혈을 제거하고, 감기에 대한 면역력을 키우고, 근육의 긴장, 관절통, 혈액 순환을 촉진하기 위해서는 카다멈Cardamom, 세이지 등이 좋으며, 자율신경계를 진정하여 장의 가스를 제거하는 데는 바질, 레몬밤, 마조람Marjoram, 세이지 등이 좋다. 통증완화를 위해서는 라벤더, 장미 등이 좋고, 자양(영양 공급)과 습윤(축축함)의 강장을 위해서는 안젤리카, 장미, 프랑킨세스Franincense, 샤프론 등이 좋다.

피타는 서늘하게 하는 해열, 자양과 진정효과가 있는 단맛, 떫은 맛, 쓴맛의 속성을 지닌 허브를 사용한다. 서늘하게 하여 열을 내리고 염증을 해소하기 위해서는 스피아민트Spearmint, 저먼 카모마일, 레몬밤, 야로, 페퍼민트Peppermint 등을 사용하며, 열로 인해 땀이 나서 수분의 손실을 예방하고 상처 치유 및 출혈을 감소하며 조직을 강화하는 수렴작용을 위해서는 레몬, 샤프론, 시더우드, 야로 등이 좋다. 혈액을 정화하고 면역을 높이기 위해서는 샌달우드, 자스민, 스피아민트, 큐민 등이 좋으며, 열로 인해 기혈 통로가 막힌 것을 해소하고 소화를 증진하기 위해서는 페퍼민트, 로만 카모마일, 라벤더, 레몬, 스피아민트, 네롤리Neroli 등이 좋다. 분노를 다스리고 마음을 편안하게 하기 위해서는 벤조인Bebzion, 로만 카모마일, 샌달우드, 라벤더 등이 좋고, 기분전환을 하고 주의력을 향상하기 위해서는 캐롯 시드, 안젤리카, 장미, 샤프론 등이 좋다. 간열을 내리기 위해서는 벤조인, 라벤더, 스피아민트, 레몬그라스, 라임 Lime, 네롤리 등이 좋다.

까파는 가볍고 따뜻하고 건조한 자극적인 매운맛의 허브를 사용하는데, 떫고 쓴맛의 허브도 까파를 감소시키는 데 도움이 된다. 이뇨를 촉진하여 점액질을 줄이기 위해 쥬니퍼 베리, 레몬그라스, 스피아민트, 시나몬 등이 좋고, 혈액과 림프를 정화하기 위해 땀을 내서 수분을 배출하는데 클로버, 안젤리카, 세이지, 진저, 쥬니퍼 베리 등이 좋다. 소화력을 증진하기 위해 클로버, 블랙페퍼, 바질, 타임, 진저 등이 좋으며, 느린 신진대사를 촉진하기 위해 큐민, 쥬니퍼베리, 진저, 카다멈, 시나몬 등이 좋다. 체액의 울혈鬱血[110]은 바질, 세이지가 좋고, 기관지(거담), 점막, 비강 등에는 클로버, 히숍, 블랙페퍼, 진저, 카모마일, 유칼립투스 등이 좋다.

아유르 베다 의학에서 아로마 오일을 사용하는 방법을 알아보았는데, 중요한 것은 본인의 체질이 어느 체질이고 한열 상태가 어떠한지를 정확히 알고 활용해야 한다. 비전문가의 입장에서 어설프게 판단하여, 아로마 오일을 활용하게 되면 오히려 부작용을 일으킬 수 있다.

따라서 본인의 체질이 어느 체질이고 한열의 상태가 어떠한지, 전문가에게 의뢰하여 정확하게 판단을 한 후 활용해야 할 것이다. 또한 아건강 상태에서 한열을 조절하여, 기준점으로 돌아오도록 하면 건강 상태로 전환될 수 있다. 즉 심신의 한열 상태를 분석하여, 열이 있으면 차가운 성미의 아로마 오일을 사용하고, 차가우면 따뜻한 성미의 아로마 오일을 사용하여 균형을 이루도록 한다. 즉 각 장부의 한열의 상태를 파악하여, 아로마 오일을 활용하는데 차가운 장부에는 따뜻한 오일을 사용하고, 열이 있는 장부에는 차가운 성미의 오일을 사용한다.

한의학에서는 한열을 다시 오행(목·화·토·금·수)으로 세분화하여 내장기관에 배당하여 사용하는데, 음양 오행이 균형을 이루면 한열이 균형을 이루게 된다. 예를 들어 풍, 한, 습의 사기가 들면 안젤리카, 로즈마리, 타임, 카다멈 등의 따뜻한 에센스 오일을 사용하고 고열, 인후염 등의 감염에는 저먼 카모마일, 야로 등의 차가운 에센스 오일로 한열을 조절한다.

또한 간(목)의 염증으로 열이 있으면 갈근葛根이나 라벤더를, 위염(토)이나 소화불량이면 민들레나 페퍼민트를 사용해도 좋다.

이렇게 아로마 오일을 사용하여 한열 균형의 기준점으로 돌아오도록 조절한다. 아로마 오일의 한열 성미와 귀경을 알아보는 것이 중요하며, 음양 오행의 상생과 상극의 균형을 회복하는 '음양 오행 균형원리'를 활용한다.

'음양 오행 균형원리'에 의한 아로마 오일의 사용 방법에 대하여 살펴보자.

목에는 간과 담이 할당되어 있는데, 목에서도 간은 음에 해당하고 담은 양에 해당한다. 이러한 간목에는 알콜과 페놀의 화학성분을 배당하였고, 간염 등으로 간의 열이 심할 때는 국화菊花, 상엽桑

葉(뽕나무 잎), 갈근, 시호柴胡, 죽엽竹葉, 하고초夏枯草, 민들레, 개똥쑥, 구기자枸杞子, 차전자車前子, 울금鬱金, 익모초益母草, 백작약白芍藥, 꾸지뽕, 치자梔子, 페퍼민트, 캐롯 시드, 에버라스팅Everlasting, 저몬 카모마일, 라벤더, 로즈Rose 등의 차가운 성미의 허브를 사용한다.

간이 차가울 때는 진저(생강), 오가피五加皮, 백출白朮, 목향木香, 천련자川棟子, 천궁天宮, 강황薑黃, 홍화紅花, 천남성天南星, 당귀當歸, 숙지황熟地黃, 하수오何首烏, 산수유山茱萸, 복분자覆盆子, 로즈마리, 바질, 베티버Vetiver 등의 따뜻한 성미의 허브를 사용한다.

담낭염 등으로 담낭의 열이 심할 때는 시호, 하고초, 황금黃芩, 개똥쑥, 울금, 캐롯 시드, 저먼 카모마일 에버라스팅, 페퍼민트, 스피아민트, 야로 등 차가운 성미의 허브를 사용하고, 담낭의 기운이 차가울 때는 천궁, 블랙페퍼, 로즈마리 등의 따뜻한 성미의 허브를 사용한다.

화에는 심장과 소장이 배당되어 있는데, 화에서도 심장은 음에 해당하고 소장은 양에 해당한다. 이러한 화에는 테르펜의 화학성분을 배당하고, 심장의 열에는 죽엽, 황련黃連, 금은화金銀花, 목통木通, 맥문동麥門冬, 울금, 치자, 네롤리(오렌지꽃), 일랑일랑Yling-ylang, 라벤더, 마조람, 프랑킨센스 등의 차가운 성미의 허브를 사용하고, 심장이 차가울 때는 진저(생강), 세신, 천궁, 홍화, 인삼人蔘, 당귀當歸, 하수오, 마황麻黃, 히솝, 로즈마리, 자스민, 타임 등의 따뜻한 성미의 허브를 사용한다.

또한 소장의 열에는 동과冬瓜, 차전자, 목통木通, 라벤더, 네롤리 등의 차가운 성미의 허브를 사용하고, 소장이 차가울 때는 천련자, 대복피大腹皮, 안젤리카, 팬넬 스위트Fennel Sweet 등의 따뜻한 성미의 허브를 사용한다.

토에는 비장(췌장 포함)과 위장이 할당되어 있는데, 비장(췌장)은 음에 해당하고, 위장은 양에 해당한다. 이러한 토에는 에스테르와 에테르를 배당하고, 비장(췌장)의 열에는 승마升麻, 방기防己, 장미, 율무, 백작약白芍藥, 꾸지뽕, 인진호茵蔯蒿(사철쑥), 에버라스팅 등의 차가운 성미의 허브를 사용하고 비장(췌장)이 차가울 때는 생강, 백출, 후박厚薄, 육계肉桂, 목향, 강황, 천남성, 인삼, 마, 당귀, 블랙페퍼(후추), 파출리, 버지니아 시더우드virginiana, 안젤리카 등의 따뜻한 성미의 허브를 사용한다.

위장의 열에는 갈근, 승마, 죽엽, 황금, 황련, 금은화, 민들레, 율무, 맥문동, 인진호(사철쑥), 장미, 저먼 카모마일, 레몬그라스, 로만 카모마일, 라벤더, 라임, 네롤리(오렌지꽃), 페퍼민트, 스피아민트 등의 차가운 성미의 허브를 사용하고, 위장이 차가울 때는 파두, 삽주, 후박, 천련자, 백출, 진저(생강), 안젤리카, 블랙페퍼(후추), 카다멈, 팬넬 스위트, 시나몬, 몰약, 오렌지스위트, 타임, 등의 따뜻한 성미의 허브를 사용한다.

금에는 폐와 대장이 할당되어 있는데, 폐는 음에 해당하고 대장은 양에 해당한다. 이러한 금에는 세스퀴테르팬을 배당하고, 폐의 열에는 박하, 울금, 국화, 상엽, 갈근, 승마, 지모知母, 죽엽, 황금, 황련, 금은화, 천문동, 맥문동, 어성초魚腥草, 치자, 삼백초三白草,

저면 카모마일, 에버라스팅, 사이프러스, 프랑킨센스(유향), 제라늄, 라벤더, 레몬, 네롤리, 페퍼민트 장미, 샌달우드, 티트리, 일랑일랑 Yling-ylang 등의 차가운 성미의 허브를 사용하고, 폐가 차가울 때는 세신細辛, 후박, 목향, 오약烏藥, 천남성, 인삼, 마, 마황, 진저, 애니시드, 카다멈, 유칼립투스Eucalyptus, 팬넬 스위트, 몰약, 파인, 로즈마리, 타임, 히솝, 바질 등의 따뜻한 성미의 허브를 사용한다.

대장의 열에는 승마, 황금, 황련, 어성초, 레몬그라스, 팔마로사 Palmarosa 등의 차가운 성미의 허브를 사용하고, 대장이 차가울 때는 파두巴豆, 후박, 마황, 팬넬 스위트, 히솝, 몰약, 시나몬, 타임 등의 따뜻한 성미의 허브를 사용한다.

수에는 신장과 방광이 할당되어 있는데, 신장은 음에 해당하고 방광은 양에 해당한다. 이러한 수에는 알데하이드와 케톤을 배당하고, 신장의 열에는 지모, 구기자, 방기, 택사澤瀉, 차전자, 천문동, 꾸지뽕, 치자, 에버라스팅, 제라늄, 샌달우드 등의 차가운 성미의 허브를 사용하고, 신장이 차가울 때는 오가피, 오약, 숙지황, 하수오, 산수유, 복분자, 진저, 주니퍼베리, 자스민, 파인 등의 따뜻한 성미의 허브를 사용한다.

또한 방광의 열에는 방기, 택사, 목통, 삼백초, 익모초, 버가못(중성적), 사이프러스Sypress 등의 차가운 성미의 허브를 사용하고, 방광이 차가울 때는 육계, 오약, 복분자, 마황, 팬넬 스위트, 주니퍼베리, 파인 등의 따뜻한 성미의 허브를 사용한다.

자궁은 알콜, 페놀, 모노테르팬 등을 배당하고, 자궁의 열에는 사이프러스, 프랑킨센스, 제라늄, 라벤더, 일랑일랑, 마조람, 티트리 등의 차가운 성미의 허브를 사용하고, 자궁이 차가울 때는 클라리세이지, 팬넬 스위트, 바질, 안젤리카, 진저(생강), 자스민, 몰약, 베티버, 히솝 등의 따뜻한 성미의 허브를 사용한다.

이제 실전으로 들어가서 아로마 오일의 활용 방법에 대하여 살펴보자. 아로마의 흡수는 코(후각, 폐), 피부, 점막, 림프, 소화기 등의 다양한 경로를 통해 흡수할 수 있다. 따라서 아로마의 사용 방법은 향기의 흡수 경로에 따라 다양한 방법으로 활용할 수 있다.

흡수 경로를 살펴보면 코를 통해 흡수하는 경로는 후각 경로와 호흡(폐) 경로의 두 가지 경우를 살펴볼 수 있다. 후각 경로는 코를 통해 들어 와서 후각신경으로 전달되어 뇌의 변연계Limbic System[111], 대뇌피질Cerebrum Cortex[112], 시상하부Hypothalamus[113], 뇌하수체Pituitary[114] 및 자율신경계로 전달되어 인체에 영향을 미치게 된다.

호흡 경로는 코로 들어온 향기는 기관지와 폐로 들어와서 7초 이내에 뇌신경을 자극하고, 혈관, 기관, 조직으로 이동하여 영향을 미치게 된다.

사용 방법은 냄새를 맡는 것이다. 점막을 통해 흡수하는 방법은 구강과 생식기를 통해 흡수하는 방법이다. 점막을 통해 흡수하는 방법은 가장 빠르고 안전하게 흡수할 수 있는 방법이다.

구강으로 흡수하는 방법은 가글Gargle이 있다. 생식기의 점막을 이용하여 흡수하는 방법은 좌욕이나 직접 바르는 방법도 있다.

림프를 통한 흡수방법을 살펴보면, 림프의 종류는 경부(목), 액와

부(겨드랑이), 서혜부와 같은 피부 림프절(10%)이 있고, 대동맥과 대정맥에 붙어서 내장기관 주변에 있는 심부 림프절(90%)이 있다. 방법은 피부림프절을 자극하여, 심부의 림프절을 활성화하는 것이다.

소화기를 통한 흡수는 입을 통해 아로마 오일을 복용하는 것이다. 이 경우에는 소장과 같은 소화관 내에서 아로마 오일의 분자가 파괴될 가능성이 높고, 소화계에 문제를 일으킬 위험성이 높아 전문가의 조언을 얻어 복용해야 한다.

피부를 통해 흡수하는 방법은 피부의 피지선皮脂腺과 한선(땀구멍)을 통해 흡수하고, 양전기와 음전기의 에너지를 지닌 아로마 오일의 분자가, 피부 방어막을 뚫고 안으로 스며드는 것이다.

사용 방법은 마사지이며, 마사지는 안정적으로 아로마 오일을 흡수할 수 있는 방법이다. 피부 흡수 방법인 마사지는 먼저 블렌딩Brending이라고 하는 아로마 오일을 섞어주는 일을 한다. 아로마 오일은 허브(식물)에서 농축하여 뽑아낸 에센스Essence 오일[115]이 있고, 이것과 혼합하여 피부로 스며들게 만들어 주는 캐리어 오일(Carrier, 베이스오일)[116]이 있다. 마사지에 사용하는 아로마 오일의 활용 방법은 캐리어 오일과 에센스 오일을 블렌딩하여 사용한다. 다양한 종류의 캐리어 오일이 있지만, 건성피부에는 아보카도 오일Avocado oil을, 피부 노화에는 로즈힙 오일Rosehip oil을, 민감성 피부는 호호바 오일Jojoba oil을 대표적인 캐리어 오일로 사용하면 무리가 없을 것이다.

블렌딩은 이 두 가지 오일을 섞어주는 것이다. 에센스 오일을 캐리어 오일에 1~3%로 희석하여 사용한다. 1mL는 20방울 정도이며, 얼굴 마사지는 에센스 오일 2방울에 캐리어 오일 5ml(100방울)을 섞어서 쓰고, 몸의 일부 마사지에는 캐리어 오일을 5~15ml(100~300방울)를 사용하고, 몸 전체는 20~25ml(400~500방울)를 사용한다.

에센스 오일의 블렌딩은 세 노트[117]로 구분하여 배합하는데, Top Note는 분사하고 10분 전후 느끼는 가볍고 상큼한 향으로, 지속시간은 3시간 이내이다. 배합 비율은 시트러스Citrus (귤 속) 계열의 버가못, 레몬, 오렌지, 그레이프푸르트Grapefruit 등과 유칼립투스, 티트리, 페퍼민트, 클로버, 타임 등을, 테라피용은 20~40%를 배합하고 향수용은 15~25%이다.

Middle Note는 부드러운 중간단계의 향으로 6시간에서 2~3일간 지속되며 로즈우드, 라벤더, 카모마일, 사이프러스, 주니퍼, 제라늄, 마조람 등을, 테라피용은 40~80%를 배합하며 향수용은 30~40%이다.

Base Note는 분자량이 크고, 휘발성이 가장 낮아서 향을 분사하고 2~3시간이 지나서 나오는 향으로 안정되고 깊게 유지시키는데, 2~7일간 향이 지속되며 샌달우드, 시더우드, 벤조인, 미르Myrrh, 프랑킨센스, 사이프러스, 시나몬, 파츌리 등을, 테라피용은 10~25%를 배합하고 향수용은 40~45%를 배합하여 사용하는 것이 좋다. 배합하는 순서는 Base(하향), Middle(중향), Top(상향) 노트의 순서로 배합을 한다.

체질별 블렌딩 방법은 바타 체질은 Top 노트로 바질, 안젤리카, 버가못, 오렌지, 레몬이 좋고, Middle 노트는 카다멈, 카모마일, 시나몬, 로즈우드, 라벤더가 좋으며, Base 노트는 캐롯 시드, 큐민,

진저, 장미, 프랑킨세스 등이 좋다.

피타체질은 Top 노트로 레몬그라스, 레몬, 오렌지, 버가못, 라임이 좋으며, Middle 노트는 클레이세이지, 페퍼민트, 샤프론, 스피아민트 등이 좋고, Base 노트는 큐민, 자스민, 장미, 센달우드 등이 좋다.

까파체질은 Top 노트로 바질, 레몬, 레몬그라스, 라임, 파인 등이 좋고, Middle 노트는 블랙퍼퍼, 카모마일, 시나몬, 진저, 로즈마리 등이 좋으며, Base 노트는 안젤리카, 카다멈, 시나몬, 자스민, 네롤리, 샌달우드 등이 좋다.

캐리어 오일에 대하여 살펴보자.

바타 체질은 피부에 보습을 하고, 따뜻하며, 비타민 E가 풍부하고, 간에도 좋으며 피부를 자양하는 아보카도 오일이 좋다. 피타 체질은 서늘하게 하고, 피부 염증과 보습에 좋은 코코넛 오일Coconut oil이 좋다. 까파 체질은 수종과 부종에 좋고 이뇨를 도와주는 옥수수 오일이나 따뜻하게 하고 부드러운 향을 내는 스위트 아몬드 오일Sweet Almond oil이 좋다. 에센스 오일을 캐리어 오일에 1~3%로 희석하여 사용한다.

마사지 방법은 무수하게 많으나 건강 증진을 위해서는 림프 마사지 방법이 좋다. 즉 심장을 향해 인체 말단부에서부터, 심장 방향으로 마사지를 하는 방법이다.

무리하게 압박을 가하지 않고 손바닥으로 가볍게 밀어주는 방법으로 한다. 또는 냄새를 맡기도 하고 족욕이나 목욕을 하기도 하며, 목걸이, 습포, 크림, 섭취, 좌약 등 다양한 방법으로 흡수한다. 족욕이나 좌욕은 분산제와 섞어서 사용하고, 습포 액은 물 200mL에 에센스 오일 4~5방울을 섞어서 사용한다.

이제 정리하는 의미에서 아로마 마사지의 실험 연구 사례를 살펴보자.

아로마 마사지가 고혈압환자의 혈압과 수면에 미치는 영향에 관한 연구[118]에서 총 83명을 대상으로 4주간 실험을 하였다. 실험 군(28명)은 아몬드, 호호바 오일을 9 : 1로 블렌딩한 캐리어 오일에, 라벤더, 마조람, 일랑일랑, 네롤리 등의 에센스 오일을 20 : 10 : 15 : 2의 비율로 블렌딩하고, 3%의 에센스 오일을 희석하여 주 1회 마사지하고, 바디크림을 1일 1회 적용하였다. 위약군(가짜군, 28명)은 로즈와 네롤리의 인공향을 첨가한 캐리어 오일로 마사지하였고, 대조군(비교군, 27명)은 아무런 조치도 하지 않았다. 그 결과 수면 만족도가 유의하게 향상되었으며, 고혈압 중년여성의 신체, 심리, 정신, 환경의 안정을 기하여 삶의 질을 향상하고, 건강 증진 및 건강을 유지하는데 기여할 것으로 생각한다고 보고하였다.

이렇게 심신건강을 위해 아로마 오일을 사용하여, 기준점으로 돌아오도록 한열을 조절하는 것이 건강 증진학의 아로마요법이다.

(8) 음식

한의학의 『신농본초경』神農本草經[119]에는 '약식동원'藥食同源이라는 말이 있는데, 이는 음식과 약은 같은 뿌리에서 비롯된다는 말이다. 그리고 음식을 '사기오미'四氣五味로 규정하여 사기는 한寒, 열

熱, 온溫, 량凉으로 '차고, 뜨겁고, 따뜻하고, 서늘한' 네 가지 성질로 규정하고, 오미는 신맛(목), 쓴맛(화), 단맛(토), 매운맛(금), 짠맛(수)의 다섯 가지 맛으로 구분한다. 오미는 아유르 베다의 5원소 요법에서도 활용하고 있고, 약식동원의 한의학에서도 다루고 있는 중요한 힐링요법이다. 사기의 한寒과 량凉은 차가운 성질의 차이이고, 온溫과 열熱은 따뜻한 성질의 차이이니 결국은 한열(음양)의 차이이다. 또한 다섯 가지 맛을 오행에 배당한다. 따라서 음식의 사기오미를 알고 다스리면, 기준점으로 돌아오도록 조절할 수 있다.

예를 들어 멥쌀의 성미는 달고 평하며 비위경으로 들어가니 비위기능이 허한 것을 보해주고 설사, 이질 등에 좋다. 보리의 성미는 달고, 짜고, 서늘하고 비위경으로 들어가니, 배가 더부룩하고 식체에 좋다. 율무의 성미는 달고, 서늘하고, 비, 폐, 신경으로 들어가니 비위허약, 수종(수분으로 인해 붓는 증상), 각기(다리가 붓고 마비되며, 맥박이 빨라지는 병), 청열배농(淸熱排膿, 열을 내리고 농을 배출하는 것)에 좋다. 이러한 방법으로 곡물류, 채소류, 버섯류, 과일류, 육류, 해조류, 조미료, 알류 등 모든 음식의 사기오미를 알아 장부의 한열을 조절하기 위한 식단을 구성하여 기준점으로 돌아오도록 식품교환표를 작성한다.

식품교환표는 1950년경 미국 영양사협회American Dietetic Association에서 영양가 계산을 간소화 하기 위해 고안하여 활용하고 있는 방법이다. 식품교환표는 영양소 구성과 열량이 비슷한 식품끼리 모아서 식품군을 만든 것이다. 같은 식품군 안에서는 서로 교환하여 먹을 수 있도록 만든 표이다.

식품군을 곡류군, 어육류군, 채소군, 지방군, 우유군, 과일군으로 구분하는데, 곡류군의 1교환단위는 23g의 당질, 2g의 단백질을 영양분을 가지고 있으며, 100kcal의 열량을 가지고 있다.

어육류군은 육류의 부위에 따라 지방함량이 다르기 때문에 저지방, 중지방, 고지방의 세 가지로 구분한다. 저지방의 1교환 단위당 단백질은 8g, 지방 2g, 열량은 50kcal이고, 중지방군은 단백질 8g, 지방 5g, 열량은 75kcal이며, 고지방군은 단백질 8g, 지방 8g, 열량은 100kcal이다.

채소군은 1식품 교환단위당 영양가는 당질 3g, 단백질 2g, 열량은 20kcal이다. 지방군은 1교환 단위는 지방 5g, 열량은 45kcal이다. 과일군은 1교환 단위당 영양가는 당질 12g이고 열량은 50kcal이다.

또한 1일 필요영양소를 알아야 하는데, 식품의약품안전처(2013년)에서 발표한 자료에 의하면, 탄수화물 330g, 식이섬유 25g, 단백질 55g, 지방 51g, 포화지방 15g, 칼륨 3,500mg, 콜레스테롤 300mg, 나트륨 2,000mg 등과 칼슘, 비타민류, 무기질을 적절하게 섭취하도록 권장하고 있으며, 대체적으로 영양소의 구성은 탄수화물 55~70%, 지방 15~25%, 단백질 7~20%의 비율이 적정하다.

식품교환표를 이용한 식이요법에 대하여 알아보자.

먼저 얼마나 섭취를 해야 하는지 열량 계산을 해야 한다. 필요 열량을 계산하기 위해 표준체중을 설정한다. 표준체중은 체질량지수가 21kg/㎡이 되도록 기준을 정하여 결정한다. 즉 키를 알면 키를 제곱하여(㎡), 체질량지수를 곱하면 표준체중이 나온다.

예를 들면 키가 165㎝이면 1.65×1.65m=2.725이고, 여기에 체질량지수 21을 곱하면 표준체중은 57㎏이다. 그리고 하루 필요한 열량을 계산하는데, 활동량이 작은 성인은 킬로그램당 31.2㎈, 보통 활동의 성인의 경우는 33.6㎈, 심한 육체활동을 하는 사람은 36㎈를 권장한다. 표준체중이 57㎏이면서 보통 활동량이라고 하면, 57×33.6=1,915㎈가 필요하다.

필요한 열량이 계산되었으면 각 식품군별로 교환단위수를 배분하는데 비만도, 생활 패턴, 기호에 따라 배분한다. 비만하면 어육류의 고지방군과 중지방군은 배제한다. 하루 필요 열량의 교환단위수는 1,800kcal경우 곡류군, 어육류군, 채소군, 지방군, 우유군, 과일군의 비율을 8 : 5 : 7 : 4 : 2 : 2의 비율로 하고, 1900kcal 경우 9 : 5 : 7 : 4 : 2 : 2로 하며, 2000kcal 경우 10 : 5 : 7 : 4 : 2 : 2의 비율로 한다. 2100kcal 경우 10 : 6 : 7 : 4 : 2 : 2의 비율로 하고, 2200kcal 경우 11 : 6 : 7 : 4 : 2 : 2의 비율로 구성한다.

또한 끼니 별로 교환단위수를 적당히 배분하는데, 하루 세 끼니에 적절하게 배분하되, 아침은 가능하면 일찍 먹고, 저녁은 가볍게 먹되 어둡기 전에 먹는 것이 좋다.

아침은 1800kcal 경우에는 곡류군, 어육류군, 채소군, 지방군의 비율을 2 : 1 : 3 : 1.5로 하고, 점심은 3 : 2 : 2 : 1.5로 하며, 저녁은 3 : 2 : 2 : 1로 하고, 간식으로 우유군과 과일군을 각각 2단위로 한다.

이제는 배분된 식품군별로 음식을 선택하여 하루 식사메뉴를 정한다. 모니터링 결과에 따라 자신의 한열 상태가 기준점을 벗어났으면, 식품의 사기오미를 고려하여 식품을 선택한다. 또한 한열 상태가 기준점 안에 있으면, 생활 패턴과 기호에 따라 선택하거나 체질별 특성에 따라 식품의 종류를 선택한다. 구체적으로 메뉴가 정해지면 섭취할 각 식품의 양을 계산하여 식품교환표를 작성한다. 각 식품군별로 정해진 식품과 양을 정리하여 식품교환표를 완성한다.

이렇듯 심신의 한열 상태를 파악하여, 기준점을 벗어났으면 기준점으로 돌아오도록 하기 위해 식품의 사기오미를 고려하여, 식품교환표를 작성하는 것이 식이요법의 핵심이다. 첨부한 '맞춤식품교환표'를 참조하기 바란다.

(9) 무병장수로 가는 길

살다보면 스트레스를 받기 마련이고, 스트레스를 받다보면 기준점을 벗어나기 마련이다. 기준점을 벗어나면 아건강 상태에 이르는데, 이것을 '음양오행 균형원리'의 통섭 원리로 다스린다. 즉 한열이 균형을 이루도록 조절하기 위해 몸, 마음, 정신, 영성, 사회적 관계, 물질 등 이 세상의 모든 존재들을 음양 오행으로 배당하여, '음양 오행 균형원리'의 통섭원리로 다스린다. 식이요법, 생활습관, 운동, 행동, 마사지, 요가, 스파, 발한, 경전 구절, 아로마 오일, 스트레스 관리, 대인관계, 삶의 혁신 기법, 대표 강점 증진 등의 다양한 도구를 활용한다.

예를 들어 요가의 자세, 호흡, 명상 등을 오행에 배당하고, 한열 상태가 기준점으로 돌아오도록 그때그때 조절하면 질병으로 전환되지 않고 건강 상태로 돌아오도록 만들 수 있다.

여기서 강조하고 싶은 것은 '요가'와 '음양 오행 균형원리'는 환상의 궁합이라는 것이다. '요가'는 호흡을 통해 강한 압력으로 기혈 순환을 위한 동력을 제공하고, 명상을 통해 수축된 혈관을 이완하여 기혈 순환이 원활하도록 순환 통로를 열어주며, '음양 오행 균형원리'는 급소의 막혀 있는 부분을 뚫어주어 기혈 흐름이 신체 구석구석으로 신속하게 이루어지게 한다. 기혈 순환이 신속하게 이루어지면 신체, 심리, 정신, 영성의 전 영역에서 자율신경계의 항상성을 회복하여 자가 치유력과 면역력이 증가한다. 요즈음 이러한 심신통합의 학문을 정신신경면역학이라고 한다.

구체적으로 살펴보면 요가의 동작으로 뭉친 근육을 부드럽게 풀어 주고 요가의 명상으로 긍정적인 마음이 회복되어 교감과 부교감신경의 비율이 1.5 : 1로 균형을 유지하도록 한다. 이렇게 자율신경계가 균형을 이루면 혈관이 이완되어 혈류량이 증가하고, 요가의 호흡으로 압력을 가하면 기혈 순환이 촉진된다.

여기에 '음양 오행 균형원리'로 인체의 급소(경혈)를 자극하여 막힌 경락(기도)을 뚫어주면 신체의 구석구석으로 신속하게 기혈 순환이 촉진된다. 혈액 순환이 촉진되면 영양과 산소가 공급되어 에너지가 증가한다. 에너지가 증가하면 각종 호르몬이 원활하게 분비되고 백혈구의 활동이 활발해지며 이산화탄소 등 노폐물을 배출하여 세포에 축적된 여러 가지 병리물질을 해독한다. '음양오행 균형원리'로 병든 세포(한열 불균형 장부)를 상생과 상극의 원리에 따라 허하면 보하고 실하면 사하여, 음양 오행이 균형을 이루도록 조절하면 기혈 흐름이 항상성을 회복한다. 항상성이 회복되면 병든 세포에도 기혈 순환이 원활하게 이루어져, 자가 치유력이 향상되고 질병을 예방하는 면역력이 증진된다. 따라서 이 둘은 악어와 악어새처럼 상호 부족함을 보완해주는 상생의 관계에 있다.

이렇듯 이 세상에는 기준점으로 돌아오는 방법이 하늘의 별만큼 많이 있다. 그러나 장부한열의 판단이 잘못되면 아무리 훌륭한 기술이 있어도 기준점으로 돌아올 수 없으며 오히려 건강을 해칠 수 있다. 따라서 기준점으로 돌아오려면 현재의 건강 상태를 측정하고 평가하는 것이 중요하다. 전문가의 조언을 받으면서 지속적으로 모니터링을 실시해야 한다. 이처럼 건강 상태를 감시하는 모니터링과 항상성을 조절하는 기술을 활용하여 기준점으로 돌아오도록 관리하면 건강한 생활을 할 수 있다. 건강을 유지하는 균형 관리와 더 나아가서 행복을 추구하는 이상적 관리를 할 수 있다. 이를 생활 속에서 실천하기 위해 '건강 증진 생활 습관 길들이기'를 한다. 즉 기준점으로 돌아오도록 하고 기준점으로 돌아왔으면 더 높은 목표를 향해 나아가도록 한다.

3. 몸과 마음 길들이기

습관은 오랫동안 되풀이하여 몸과 마음에 익은 채로 고정된 행동양식이다. 그래서 습관을 제2의 천성이라고 한다. 건강 증진 생활Health Promotion Lifestyle Profile 길들이기는 건강 증진에 필요한 행동이나 학습을 매일 조금씩 되풀이하여 반복하는 것이다. 한꺼번에 많이 하는 것이 아니라 매일 조금씩 반복하여 길들이는 것이다. 매일 조금씩 질병을 예방하고 건강을 증진하며 아름답고 행복한 삶을 추구하는 웰니스 개념의 라이프 스타일을 창출하는 길이다.

이는 '건강 증진 시스템'의 6가지 건강 증진 행위인 영양, 운동, 스트레스 관리, 대인관계지지, 자아실현, 건강책임에 대한 생활습관을 길들이는 것이다. 여기에서 건강책임은 건강과 관련된 흡연, 음주, 건강검진 등에 대한 책임의식을 의미한다.

건강 증진학에서 모니터링은 병원에서 실시하는 것이 아니라, 생활 속에서 자신의 건강 상태를 본인 스스로 확인하여 항상성을 유지하도록 컨디션을 조절하는 것이다. 즉 생활 속에서 건강 상태가 항상성을 벗어나고 있는지 수시로 감시하고 항상성을 벗어났으면 즉시 조절하여 기준점으로 돌아오도록 하는 것이다. 전자를 모니터링이라 하고, 후자를 힐링이라고 하였다. 이러한 6가지의 건강 증진 행위를 생활 속에서 길들이게 되면, '건강 증진의 길'은 저절로 열리게 된다. 따라서 '건강 증진 생활 길들이기'는 매우 중요한 의미를 지닌다.

건강 증진 생활 습관은 건강 증진을 위한 하루 일과에 대한 이야기이다. 아침에 일어나서 하는 일, 아침·점심·저녁을 먹는 일, 저녁을 먹고 나서 하는 일, 잠자기 전에 하는 일, 하루 일과 중 틈틈이 하는 일, 주말에 하는 일 등으로 구분한다. 이제 아침에 일어나서 하는 일을 살펴보자.

1) 아침

아침에 일어나서 하는 일을 요약하면,

① 아침 명상으로 마음, 정신, 영성을 일깨우고 활기차고 긍정적인 하루가 되도록 컨디션을 조절한다.

② 가벼운 운동으로 신체를 일깨우고 유연하고 부드럽게 활성화하며,

③ 호흡 수련으로 수면 중에 축적된 이산화탄소를 배출하여 해독하고, 맑은 산소로 원기를 충전한다.

④ 내장기관에 축적된 노폐물을 땀과 대변으로 배설하여 해독하고,

⑤ 심신의 건강 상태를 모니터링을 하여 기준점으로 돌아오도록 조절한다.

아침에 일어나서 하는 일을 구체적으로 살펴보면, 오전 6시에 눈을 뜨고 눈을 뜸과 동시에 기도와 긍정 명상을 한다.

기도를 하고 나서 '미지근한 물 3컵'을 마시고, '회진법廻津法'과 '고치법叩齒法'을 하고, 가벼운 스트레칭Stretching을 한다. 회진법은 혀를 잇몸 주변으로 휘휘 휘둘러, 침이 고이면 그 침을 삼키고, 고치법은 상하 치아를 50회 정도 부딪친다. 미지근한 물을 3컵 마시는 이유는 잠자리에서 일어나 소화관을 활성화시키는데 도움을 주고자 마시며 그 물이 곧바로 장으로 내려가 장운동을 활성화하여 배변을 하도록 유도하기 위해 마신다.

회진법은 혀를 사용하기 때문에, 혀끝에서 항문까지 약 9m에 달하는 소화관이 자극을 받아 활성화된다. 따라서 소화기능과 배변기능이 활성화되고 침이 고이게 되는데, 침에는 아밀라제(Amylase; 녹말분해효소)라고 하는 소화효소가 있어 소화기능을 촉진시켜 주고, 열이 있어 혀가 붉어지고 입안이 마르는 증상을 완화하며 진액을 공급하여 음의 기운을 도와 음양의 조화를 이루는데 매우 유익한 방법이다.

고치법은 치아와 치아를 가볍게 부딪쳐서 잇몸을 자극하여 치아에 뻗어 있는 신경과 혈관의 혈액 순환을 돕고 특히, 귀밑샘에서 파로틴parotin[120]이라는 호르몬을 분비하여 치아를 튼튼하게 하고 뼈의 건강을 지켜주며 노화를 예방한다. 이렇게 고치법을 하고 나서 스트레칭을 한다.

스트레칭은 내 체질이나 내 컨디션에 알맞은 요가의 자세를

3~4가지 정도를 수련한다. 굳어 있는 근육과 관절을 풀어주고 유연성을 좋게 하여 혈액 순환을 촉진한다. 그리고 통증부의 긴장된 근육을 풀어내어 통증을 완화한다. 필요하면 가벼운 스포츠마사지나 림프 마사지 또는 지압을 해주기도 한다. 이렇게 몸을 풀고 나면 마음도 상쾌해진다.

스트레칭은 '발가락 묵찌빠·빠다 반다Pada Bandha·발목 펌프·손가락 잼잼·팔꿈치 펌프·태양예배 자세·거꾸로 서기 자세·비틀기 자세'를 수련한다(이하 근육과 운동, 요가 행법에 대한 그림은 주석 및 도표와 그림 참조 바람).

발가락 묵찌빠는 열 개의 발가락을 펼침, 모음, 구부림, 들어올림의 운동법이다. '묵'에서는 열 개의 발가락을 모아서 바닥으로 굽히고, '찌'에서는 엄지발가락은 얼굴 쪽으로 들고 나머지 네 개의 발가락은 바닥으로 굽힌다. 그리고 '빠'에서는 열 개의 발가락을 쫘~악 좌우로 펼쳐서 얼굴 쪽으로 들어올린다. 이것을 30회씩 반복한다.

이것은 경골(정강이)에서 시작하여 발의 내측을 지나 엄지발가락의 바닥면에 붙어 있는 장무지굴근, 경골(정강이)에서 시작하여 발의 내측을 지나 2~5번째의 발가락 바닥면에 붙어있는 장지굴근의 움직임을 활성화해준다.

이 운동은 나이가 들면서 무너지기 쉬운 발의 아치(족궁)를 유지하는데 도움이 된다. 아치가 무너지면 평발처럼 되어 오래걷기 어렵고, 족저근막염(발 뒤꿈치 통증), 모지외반증(엄지발가락이 새끼발가락 쪽으로 휘는 것) 등의 여러 가지 발의 질환을 일으킬 수 있다. 특히 걸음걸이나 자세균형에도 영향을 미칠 수 있다.

빠다 반다는 산 자세Tadasana[121]로 서서 들숨에 5발가락을 펼쳐서 들어올리고, 날숨에 다시 바닥으로 다섯 발가락을 뿌리박아 발바닥의 내면에 아치를 만들어 올리면서, 허벅지 안쪽을 뒤로 돌려 힘을 주어 좌골을 서로 당기듯이 하면서 항문을 조인다. 이때 발 근육의 움직임이 안쪽 넓적다리까지 올라가면서 그 파동이 몸 전체로 퍼져 나간다.

발목펌프운동은 발목을 '굽혔다 들었다'를 반복하는 운동이다. 무릎 아래의 전면에 붙어 있는 근육들로써, 발을 들어올리고(배굴) 안으로 들어올리는(내반) 운동을 하는 전경골근, 무릎 외측에 붙어 발을 구부리고(족저굴곡), 발을 밖으로 들어올리며(외반), 발의 아치(족저궁)를 유지하는 장비골근 등을 움직인다. 그리고 무릎 아래 뒤편에 붙어 두 개의 머리를 갖고 있으며, 발을 구부리는(족저굴곡) 비골근과 1개의 머리를 갖고 있는 가자미근 등을 자극하여 자세의 균형을 잡고, 발의 각종 질병을 예방하며 특히 정맥순환을 도와 혈액 순환을 촉진하기도 한다.

여기서 정맥순환은 매우 중요한 기능을 한다. 동맥의 혈액 순환은 심장에서 펌프질을 하여 전신으로 혈액을 공급한다. 이 혈액은 동맥의 맨 끝에 있는 모세혈관의 정맥으로 들어가서 심장으로 돌아오게 되는데, 이때 심장에서 펌프질을 하여 생긴 압력은 거의 소진된다. 그렇게 되면 정맥에 있는 혈액과 림프관으로 빠져 나간 림프액들이 심장으로 돌아오기 어렵다. 이때 두 가지 작용을 통해 심장으로 돌아오게 되는데, 근육 펌프와 호흡 펌프에 의해 발생하는 압력으로 돌아오게 된다. 호흡 펌프는 숨을 쉴 때 발생하는 압력에 의해 정맥의 혈액을 심장으로 돌려보내게 되고, 근육 펌프는 근육의 움직임을 통해 발생하는 압력에 의해 심장으로 정맥혈액을 보내게 된다.

그래서 발가락 움직임이나 발목 펌프는 근육 펌프로서 매우 중요한 역할을 하게 된다. 또한 뒤축이 높은 구두를 많이 신는 여성들에게는 이 운동은 필수적이다. 뒤축이 높은 구두를 많이 신는 여성의 경우, 요추전만(허리가 앞으로 밀려나옴)과 골반전반경사(골반이 앞으로 기운 상태)를 일으켜, 체형상으로도 문제가 되지만 요통으로 시달리게 되고, 하지정맥류를 일으키는 원인이 되기도 한다. 이때 발목운동을 해주면 통증 완화와 자세교정에도 효과적이다.

심할 경우에는 요가의 입목 자세(Vriksasana, 브릭샤 아사나)[122], 서서하는 앞으로 구부리는 자세(웃따나 아사나)[123], 전사 자세3[124], 산 자세 등으로 발에 체중을 실으면서 자세교정을 하기도 하고, 앉아서 등을 펴는 전굴 자세(파스치모타나 아사나)[125]도 좋다. 또한 손가락 잼잼이나 팔꿈치 펌프도 발목 펌프나 발가락 묵찌빠와 비슷한 효과를 지니고 있다.

태양예배 자세[126]라는 24동작으로 구성된 요가 자세를 수련한다. 전신의 기혈 순환을 촉진시키면서 상하로 굽혔다 펴는 등 다양한 동작을 통해 몸을 부드럽게 하는 효과도 있다. 빠른 속도로 수련하게 되면 유산소 운동 효과도 있다.

거꾸로 서기는 물구나무 서기와 어깨로 서는 동작이 있는데, 이러한 동작은 서서 생활하는 데서 오는 여러 가지 쏠림현상을 바로 잡아주는 효과가 있다. 예를 들면 내장하수증, 치질, 하체부종 해소, 하지정맥류와 기혈의 흐름을 바로 잡아(수승화강)[127] 신진대사 촉진에 효과적이다.

비틀기 자세는 좌우 척추의 비틀림을 바로 잡아주어, 바른 자세를 유지하도록 하는 효과가 있다. 수련 방법은 누워서 상체와 하체를 반대 방향으로 비틀어 주는 자세, 앉아서 비트는 자세, 서서 비틀어주는 자세 등 다양하게 응용하여 수련할 수 있다.

비틀기 자세 수련 후에는 '호흡 수련'을 하는데 숨을 마실 때 배가 나오고, 숨을 내쉴 때 배가 들어가는 횡격막(복식) 호흡을 한다. 내쉬는 숨이 마시는 숨보다 두 배 정도 길도록 하고 20분 정도 연습한다.

횡격막 호흡이 익숙해지면 횡격막 호흡 대신 '요가 호흡'을 수련한다. 폐를 항아리로 생각하면 이해하는 데 도움이 된다. 요가 호흡은 3단계 호흡을 하는데 숨을 마시면서 횡격막을 아래로 내려서(배가 나온다) 폐의 아랫부분을 공기로 채우고, 2단계로 늑골을 넓혀서 폐의 중간 부분을 공기로 채우는 늑골 호흡을 한다. 그리고 3단계로 사각근[128], 흉쇄유돌근[129] 등의 목 주변 근육을 당겨서, 폐의 꼭대기 부분을 공기로 채우는 쇄골 호흡을 한다. 이렇게 하면 항아리를 물로 가득 채우듯 폐의 하부·중간·상부를 공기로 꽉 채우게 된다. 내쉴 때는 마실 때의 반대순서로 내쉬면 된다.

이러한 요가 호흡 수련은 폐활량을 늘려주어 기운을 나게 한다.

폐의 총 용량은 6,000cc이고, 폐활량은 4,800cc이다. 평소 호흡을 할 때는 500cc정도만 사용이 된다. 여기서 힘든 일을 하거나 산소를 필요로 할 때를 대비하여 예비용적을 두는데, 마시기 위한 예비용적을 3,100cc, 내쉬기 위해 두는 예비용적은 1,200cc로, 전체 폐활량은 4,800cc이다. 나머지 1,200cc는 남아 있는 공기의 양이다.

에너지는 음식에서 생기는 포도당이 탈 때 나온다. 이때 산소와 화학반응을 일으켜 에너지가 발생하는데, 산소를 많이 마실수록 많은 기운이 나게 되어 있다. 기운이 나게 되면 백혈구가 활성화 되어 질병에 대한 저항력이 증가한다.

따라서 질병을 예방하고 몸이 스스로 기준점으로 돌아가는 자연치유력이 향상되며, 장 마사지를 하게 되어 소화계와 변비 등에도 좋은 효과를 볼 수 있다. 특히 이완하고 휴식을 취하게 하는 부교감신경을 자극하여 소화가 잘되고 생리활동이 잘되게 해준다. 여성들의 생식기 건강에도 매우 효과적이며 특히, 정맥펌프의 역할을 수행하여 혈액과 림프 순환을 촉진한다. 따라서 신진대사와 면역물질의 작용이 활성화되도록 하여 질병을 예방하고 치료하는 자연치유력이 향상된다.

호흡 수련에서 중요한 것은 혀를 입천장에 붙이고 해야 하는데, 그 이유는 첫째, 기도를 넓게 확장하여 공기가 폐로 드나들기 쉽게 하고 폐활량이 늘어나 이산화탄소와 산소의 환기량이 늘어난다. 둘째, 이산화탄소의 배출량이 늘어나면서 산성화된 체질이 약알칼리로 중화한다. 셋째, 침이 고이는데, 침은 귀밑샘에서 파로틴이라고 하는 호르몬을 분비하여 노화를 막아주고, 아밀라제라고 하는 소화효소를 분비하여 소화를 도와준다. 또한 열에 의해 입이 마르는 것을 방지하여 혀가 갈라지는 것을 해소한다. 이것은 한의학에서 이야기하는 음허화왕[130]을 조절하여 수승화강을 이루게 해주는 것이다.

넷째, 인체는 그물망처럼 하나로 연결되어 있는 생체 매트릭스[131] 조직으로 구성되어 있으며, 전체적으로 동적 균형을 이루는 텐세그리티[132]구조를 하고 있다. 이는 외부 변화에 대해 항상성을 유지하도록 기준점을 조절하는 생체 기전에서 비롯된다. 그러나 인체에서 연결되지 않은 부분이 하나 있는데 그것이 혀이다. 따라서 혀를 입천장에 맞닿게 하여 신체적 안정을 꾀할 수 있다. 혀는 9m에 달하는 소화관하고 연결되어 있다는 점에서 중요하다.

다섯째, 턱 관절이 잘못되면 경추 1번과 2번이 틀어져서 척추 전체의 균형이 틀어지고 척추가 틀어지면 자세의 불균형은 물론, 척추를 따라 작용하는 신경들과 혈관 그리고 내분비 호르몬에 영향을 미치게 된다. 특히 염증으로 인해 내부 장기가 유착되어 위치 배열에 문제를 일으키게 되면, 이것이 연관통聯關痛을 일으켜 근골격계의 질환을 유발하고 자세의 불균형을 초래하기도 한다. 혀를 입천장에 붙이게 되면 턱관절 안정화에 기여함으로써 자세의 불균형으로 인해 발생할 수 있는 여러 가지 질병을 예방할 수 있다.

호흡 수련을 마치고 집 밖으로 나간다. 싱그러운 공기와 떠오르는 태양을 바라보며 3분간 숨이 찰 정도로 빠르고 힘차게 걷고,

3분간 산책하듯이 걷기를 5번 반복하면 30분이 지난다. 이를 '335 걷기'라고 이름을 붙였다.

335걷기는 떠오르는 태양을 바라보고 하기 때문에, 밤에 주로 분비되었던 멜라토닌[133]이라는 호르몬과 밤낮을 주기로 균형을 이루는 세로토닌이라는 행복 호르몬이 분비된다. 세로토닌이 분비된 만큼, 밤에는 멜라토닌이 분비되어 음양의 조화를 이루게 된다. 심신이 안정되어 밤에는 잘 자고, 낮에는 활기차게 활동을 하게 된다.

숨이 찰 정도로 걷는 것은 교감신경을 각성하고, 산책하듯이 걷게 되면 부교감신경을 자극하여 자율신경계가 균형을 이루어 심신의 안정과 자기조절력을 키워준다. 또한 숨이 찰 정도로 걷는 운동은 운동자각도(RPE, Rate of Perceived Exertion)가 '다소 힘들다'는 느낌의 12~13정도로, 적정심박수(최대심박수의 60~70%)를 유지하면서 하는 중강도 유산소운동이다. 이러한 운동으로 적정한 산소를 공급하고, 이산화탄소를 배출하여 체내혈액이 산성화되는 것을 예방한다. 또한 에너지를 소모하여 적정한 체중을 유지하도록 한다.

산책하듯이 천천히 걷게 되면 부교감신경을 자극하여 심리적 안정을 도모하고, 지속적으로 빠른 운동을 할 때 발생하는 활성산소로 인한 세포 파괴와 젖산의 생산을 예방하여, 혈액이 산성화되고 근육 내 피로물질이 쌓이는 것을 예방한다.

걷는 동작을 통해 전신근육이 유기적으로 작용하면서 요통이라든가 각종 근골격계의 질환을 예방할 수 있으며, 혈액 순환 촉진으로 물질대사가 원활하도록 해준다. 또한 근력을 키워 기초대사량을 높이고 기초대사량이 증가하면 비만관리에도 크게 도움이 된다.

335걷기를 한 후에는 화장실로 가서 코를 청소하는 '잘라 네티 Jala Neti[134]'을 한다. 미지근한 물 500cc에 소금 1티스푼을 타서, 머리를 옆으로 기울여 콧속으로 소금물을 넣는다. 그러면 반대쪽 코로 코 속의 세균이나 이물질을 배출하게 된다.

코는 폐의 출입구이다. 공기 통로가 청소되면 산소가 제대로 공급되고 이산화탄소가 배출되어 몸을 정화할 수 있다. 자동차의 공기정화기를 청소하는 것과 같으며, 양치질보다 중요하다고 하는 이유는 폐로 들어가는 공기를 정화하기 때문이다. 요즘같이 스모그에 초미세먼지가 심할 때에는 더욱 그러하고 이러한 미세먼지는 몸에 염증을 일으키게 되는데 특히, 만성비염을 일으키는 것이 큰 문제이다. 항생제를 사용하기보다는 잘라네티를 한 번 더하는 것이 효과적이다. 항생제의 남용으로 인한 폐해를 감안하면 더욱 그러하다.

또한 감기 초기에 네티를 하면 감기 기운이 바로 사라지는데, 그 이유는 코 점막에 붙어 있는 감기 바이러스를 제거하고 소금이 살균작용을 하기 때문이다. 잘라 네티로 막혀 있던 코의 통로가 열려 호흡이 원활해지고 호흡이 원활해지면 많은 양의 산소를 받아들여서 원기가 살아나고 면역력이 증가한다.

그리고 '아쉬비니 무드라'Ashvini Mudra, '아그니사라 다우티'Agnisara Dhauti, '우디야나 반다'Uddiyana bandha, '스탈 바스티'Sthal Basti 등의 장 마사지를 통해 소화관을 청소한다. 끝으로 '나울리'Nauli를 수련하고 배변을 한다.

아쉬비니 무드라는 항문의 괄약근을 '조였다 풀었다'를 반복하면서, 4대 핵심코어 근육 중 하나인 골반저근육[135]을 강화하는 것이다. 아그니사라 다우티는 복부를 등 쪽으로 빠르게 당겼다 놓았다 하는 것으로, 4대 핵심코어 근육 중 하나인 복횡근[136]을 강화하고 복직근을 강화한다. 또한 장 마사지를 통해 배변 활동을 돕고 소화기능을 촉진한다. 우디야나 반다는 날숨 후에 숨을 멈추고 복부를 등 쪽으로 끌어당겨 위로 끌어올리는 것으로 아그니사라 다우티와 유사한 효과를 보인다. 내외 늑간근(갈비뼈 근육)의 작용으로 늑골을 확장시켜, 몸이 위로 끌어올려지는 느낌이 들면서 가벼워짐을 느낀다. 스탈 바스티는 아그니사라 다우티와 같은 방법으로 하는데, 앉아서하는 전굴 자세(파스치모타나 아사나, Paschimottanasana)로 수련한다. 하복부(아랫배)를 자극하여 방광, 소장, 생식기 기능을 강화하고 배변을 돕는다.

나울리Nauli는 갈대 즉, 속이 빈 파이프식의 관을 의미하는데, 복부근육이 수축될 때 파이프처럼 보이기 때문에 붙여진 이름이다. 방법은 두 다리를 어깨넓이 정도로 벌리고 서서, 무릎을 약간 구부리고 양손을 무릎 위에 손가락이 안쪽을 향하도록 놓는다.

그리고 숨을 깊게 들이마셨다가 깊게 내쉰 후, 우디야나 반다 Uddiyana Bandha[137]를 하면서 양손으로 양 무릎을 누르고, 복부 가운데에 있는 복직근을 앞으로 내민다. 양손으로 무릎을 번갈아 눌러서, 복직근을 좌우로 빠르게 움직여 내장을 마사지한다. 복직근을 좌우 중앙으로 움직이며 시계 방향과 시계 반대 방향으로 회전운동을 하기도 한다.

나울리는 배꼽 부위에 열기Agni[138]를 증가시켜 체온이 따뜻해지며 변비, 소화불량, 신경성 설사, 위궤양, 위장에 가스 참, 우울증, 호르몬 불균형, 비뇨기와 생식기 질환, 당뇨병, 무기력, 정서불안을 해소하는데 효과적이다. 교감신경이 흥분될 때 분비되는 아드레날린[139]의 균형을 잡아 주고, 내장기관의 운동 능력을 활성화하여 오장육부의 기능을 향상하고 배변을 도와준다. 숙변을 제거하고 가스를 제거하는데 효과적이다. 또한 내장기관이 서로 늘러 붙거나 운동이 저하되면 내장에 의한 연관 통증이 생길 수 있는데, 이러한 내장기관이 들러붙는 것을 예방하여 근골격계의 통증 예방에도 효과적이다. 가장 수련하기 어렵고 중요한 것이 나울리인데, 이러한 나울리는 소화기관을 다스리는 요가 정화법의 정수이다. 나울리 수련이 잘 되려면 내장 및 근육, 인대가 유기적으로 활성화되어 있어야 가능하며, 이 수련이 잘 되면 앞의 4가지 수련은 생략해도 좋다. 나울리 수련 후에는 심신의 건강 상태를 모니터링을 하고 아침 식사를 하는데, 모니터링 방법은 앞에서 설명하였다.

2) 식사

(1) 아침 식사

식사는 건강 증진 행위의 영양과 관련된 주제이며 식이요법이라고도 하는데, 쟁점은 무엇을 먹을 것인가? 어느 만큼, 언제, 어떻게 먹을 것인가? 이렇게 4가지 사항에 대한 맞춤식 식이요법이다.

식사량은 체질과 비만도, 심신의 한열 상태를 고려하여 결정한다. 얼마나 먹어야 하는지 결정하기 위해서는, 목표체질량지수(BMI)를 21kg/m²로 정하여 필요한 열량을 계산한다.

계산 공식은 목표체중=21×키(m)², 필요열량=목표체중×활동량으로 하고, 기초대사량은 24kcal, 가벼운 활동 31.2kcal, 중중도 활동 33.6kcal, 강한 운동 36kcal을 대입하여 계산한다. 아무리 잘 먹어도 몸과 마음에 필요한 음식을 먹어야지, 불필요한 음식을 먹으면 소용이 없다. 무엇을 먹어야하는지 각종 영양소를 골고루 넣어 하루 식단(식품교환표)을 작성한다. 그리고 인스턴트 식품, 기름에 튀긴 음식, 빨간 고기, 기름진 음식, 지나치게 짜고, 맵고, 시고, 단맛은 절제하고, 해독을 위해서 쓰고, 떫은맛의 음식을 즐겨먹는다.

기본식단은 현미밥, 채소, 소식을 하고, 장내 유산균의 먹이로 사용하기 위해 양배추, 브로콜리, 당근, 토마토 100g씩, 사과, 바나나 200g씩 데쳐서 물 500cc에 섞은 해독주스를[140] 만들어, 식전에 세 끼니로 나눠서 마신다. 아침식사는 현미밥을 먹고 과일, 채소, 생선, 수육, 계란, 미역, 고구마, 깻잎, 버섯, 청국장, 시금치, 마늘을 주로 먹는다. 열이 있을 때에는 서늘하게 하는 보리를 먹고, 몸이 차가울 때는 따뜻한 찹쌀을 먹는다.

이렇듯 모든 식단은 내 몸의 한열 상태에 따라, 그때그때 모니터링을 하여 적합한 음식을 골라 먹는다. 이때 몸과 마음의 건강 상태가 기준점을 벗어났으면, 식품의 사기오미를 고려하여 식단을 정한다. 맞춤식단표(p. 198)를 작성하는 방법은 앞에서 논의한 '음식으로 몸과 마음을 다스리기'를 활용한다.

식사 방법은 한 숟가락을 입에 넣고 30~100번을 씹어서 넘기고, 식사는 하루 세 번 규칙적으로 하며, 식사 간격은 3시간 이상으로 하고 식후 30분이 지나면 천연 식초를 소주 1/3잔에 물을 5배로 섞어서 마신다. 매 끼니 때마다 마시는 데, 치아 보호를 위해 식초를 마시고 30분 이내에는 양치질을 하지 않는다. 위염, 위산과다이거나 위궤양이 있을 때는 마시지 않고 그렇지 않으면 마시는 데, 특히 과로를 한 경우에는 피로회복을 위해 잘 챙겨 마신다.

(2) 점심 식사

식전에 만든 해독주스를 마시고 아침 식사처럼 하기도 하고, 그날 상황에 따라 검은 콩, 완두, 수수, 현미, 율무, 보리를 섞어서 선식으로 먹기도 한다. 건강기능식품으로 유산균, 울금, 비타민류, 오메가3, 매실 발효액 등을 전문가와 상의하여, 심신의 한열과 독소의 상태에 따라 적당한 것을 골라서 먹는다.

(3) 저녁 식사

해독이 필요한 경우 물 1리터에 어성초(20g), 산수유(10g), 감초, 대추, 구기자, 마태를 적당히 넣어 1/3로 졸여서 마신다. 해독차를 식전에 마시는데, 3개월 이상은 마시지 않으며 몸이 차가울 때는 마시지 않는다. 식사는 가볍게 하고 바나나 1개와 방울토마토 3~5개를 위장에 부담을 주지 않도록 먹는다. 해가 지기 전에 저녁식사를 하고 해가 넘어가고 나서는 음식을 먹지 않는다.

3) 저녁

저녁 식사 후에는 건강 증진 행위의 운동, 스트레스 관리, 대인관리, 자아실현을 위한 노력을 하며 특히, 만병의 근원이고 미용의 대명사인 비만관리에 중점을 둔다.

주 3회는 근력 및 심폐 지구력 강화운동을 하는데, 요가센터나 헬스클럽을 이용하기도 하고 가정에서 중강도 유산소 근력 복합 요가 수련을 하기도 한다. 또는 다섯 가지 기본운동을 하기도 하는데, 이것은 중강도 유산소 근력 복합 요가 수련을 할 시간이 없을 경우에만 실시한다. 이럴 경우 아침에 하는 335걷기운동(앞에서 설명함)'으로 유산소 운동을 대체하고, 태양예배 자세를 3~5세트 정도하고 5가지 기본 운동을 한다.

5가지 기본 운동은 발목펌프운동, 의자 자세Utkatasana, 낮은 보트 자세Ardha Navasana, 메뚜기 자세Salabasana, 엎드려 팔굽혀펴기 등의 다섯 가지이다. 발목펌프운동은 앞에서 설명하였으며, 의자 자세는 서서 두 발을 모으고 양 무릎을 구부리는데, 무릎이 발끝을 벗어나면 무릎관절에 손상을 입을 수 있으므로 조심하고, 엉덩이를 최대로 낮추어 척추를 바로세운 후 양손을 머리 위로 올려서 깍지를 낀다. 이 자세는 허벅지근육인 대퇴사두근[141]을 강화하고, 기초대사량을 높여서 비만관리와 면역력 강화에도 도움이 된다. 무릎관절을 튼튼하게 하여 무릎관절의 질환을 예방한다.

낮은 보트 자세는 누워서 양 다리와 상체를 들어올린다. 숨을 내쉬면서 다리는 20㎝ 정도, 상체는 견갑골[142]이 바닥에서 떨어질 정도로 들어올리고, 양손은 앞으로 나란히 하여 발 높이에 맞춘다. 그리고 30초~1분 정도를 유지하는데 3회 이상 실시한다. 이 운동은 하복근과 상복근을 동시에 강화할 수 있는 행법이다. 따라서 요추전만과 골반전방경사로 인한 요통을 예방하는 효과가 있다.

메뚜기 자세는 이마를 바닥에 대고, 양손을 다리 쪽으로 보내고 손등을 바닥에 댄다. 그리고 내쉬는 숨에 두 다리를 들어올려, 무릎을 펴고 두 다리를 모아 준다. 30초 이상 1분 정도 유지하며, 의식을 허리나 둔부에 집중해도 좋고 배꼽 아래의 하단전에 모아도 좋다. 이 운동은 척추기립근(척추세움근)과 대둔근(엉덩이 근육)을 강화하기도 한다. 따라서 요통을 예방하는 효과를 지니고 있으며, 신장의 기능을 활성화하고 기혈의 흐름을 바로잡아(수승화강) 발이 차가운 사람도 수련 중에 발이 따뜻해지는 것을 느낄 수 있다.

엎드려 팔굽혀펴기Push-up는 다리를 펴고 앞으로 몸을 기울이고, 손은 어깨넓이로 벌리며 체중은 손과 발끝으로 지탱한다. 가슴이 바닥에 거의 닿을 정도로 팔을 굽히면서 상체를 내리고, 다시 시작 자세로 돌아간다. 근력이 약한 사람은 무릎을 바닥에 대고 한다.

중강도 유산소 근력 복합 요가 수련은 〈표 1〉과 같은 순서로

21가지 행법을 수련하는데, 무리하지 않고 부상을 주의하면서 실시하고, 운동자각도RPE(Ratings of Perceived exertion)는 12~13(다소 힘들다는 느낌. 젖산역치[143]를 고려, 최대심박수[144]의 60~79%)수준에 맞춰서 가벼운 정도의 숨이 찰 정도로 수련한다. 태양예배 자세Surya namskara, 의자 자세Ukata asana, 팔굽혀펴기Push-up, 메뚜기Shalbhasana, 낮은 보트 자세 Ardha Navasana, 물구나무 서기Sirshasna에 대해서는 앞에서 설명하였으므로 부연설명을 생략하기로 한다.

선 활 자세Natarajasna는 서서 한 손으로 한 발을 잡아 뒤로 들어 올리고, 한 손을 상방으로 60도 정도 앞으로 뻗고 균형을 유지하면서 30초 이상 1분 정도 유지를 한다. 이 동작은 몸의 평형성을 향상하고, 하체근육을 강화하며 기혈의 흐름을 바로 잡아준다.

제자리 뛰기Running in Place는 최대한 빨리 제자리에서 뛰는데, 무릎을 높이 들어올린다. 10초 뛰고 10초 휴식을 하면서 3~10세트를 수련한다. 다리, 엉덩이 근육이 발달하는데 슬곡근[145]과 대퇴사두근, 비복근[146], 가자미근[147]을 강화하고 심폐지구력을 향상한다.

쪼그려 앉아 발바꾸기(Treadmil)은 100m 달리기를 할 때처럼 출발 자세를 하고, 가능한 빨리 다리를 앞뒤로 교체한다. 운동 강도는 앞과 동일하고 삼두근[148], 흉근[149], 둔근[150], 슬곡근, 비복근, 가자미근을 강화하며 심폐지구력 향상에도 도움이 된다.

4단 점프(Four-count Burpee)는 어깨넓이로 다리를 벌리고 선 자세에서 쪼그려 앉아 두 발을 동시에 뒤로 빼고 엎드려 뻗친 자세를 한다. 다시 두 다리를 동시에 끌어당겨 쪼그려 앉기를 하고 무릎을 펴면서 일어나 만세를 부르고, 다시 쪼그리는 자세로 돌아온다. 운동 강도는 앞과 동일하다. 삼두근, 삼각근[151], 흉근, 복근을 강화하며 심폐지구력을 향상한다.

서서 발 바꾸기(Shuffle Step)은 무릎을 가볍게 구부리고 서서, 두 발을 빠르게 앞뒤로 동시에 교차한다. 대둔근, 대퇴사두근, 비복근, 가자미근을 강화하고 심폐지구력 향상에도 도움이 된다.

윗몸 일으키기Curl-Up는 누워서 무릎을 굽히고, 양손을 가슴에 교차하며 윗몸을 30도 정도(견갑골이 들릴 정도) 빠르게 일으키고, 원래 자세로 돌아오기를 반복한다. 복근을 강화하는데 효과적이며, 옆으로 비틀면서 하면 내·외 복사근[152]을 강화할 수 있다. 윗몸일으키기는 잘못하면 위험할 수 있다. 요추전만증이 심하여 허리가 약한 경우, 누웠을 때 바닥에서 허리가 들리게 된다. 이 상태에서 순간적으로 들어 올리게 되면, 과부하가 걸리면서 요추부의 디스크가 파손될 수 있다. 그러므로 허리근육이 강한 사람에게는 적합하나, 약한 사람은 위험한 방법이다. 따라서 허리가 약한 사람은 숨을 마시면서 허리를 들고, 내쉬면서 허리를 바닥으로 내려서 바닥으로 허리를 붙이는 방법으로 허리근육을 강화한다.

누워서 다리 돌리기Chakrapadasana는 먼저 한 발씩하고 다시 두 발을 하는데, 시계 방향과 반反 시계 방향으로 다리를 들어 올려서 천천히 5회전을 시킨다. 이때 고관절 주변 근육이 동시에 움직이게 되는데, 원을 크게 그리려고 무리하지 않고 골반이 따라가지 않도록 주의한다. 고관절 주변 근육이 균형을 이루도록 하고 특히, 골반 주변의 내전근[153]들과 허리의 장요근[154], 척추기립근(척추를 세워 주는 근육들)과 대퇴사두근, 슬곡근, 대퇴근막장근[155], 중둔근, 소둔근 등을 강화하고, 짧아진 근육은 늘려서 균형을 잡는다. 특히 요통에 효과적이며 자세균형에도 도움이 된다.

고양이 자세Marjariasana는 두 가지로 수련하는데, 양손과 양무릎을 바닥에 대고 숨을 마시면서 허리를 바닥으로 내린다. 그리고 내쉬면서 허리를 천정으로 들어올리면서 배를 등으로 당겨서 수축하고, 꼬리뼈를 말아 배꼽으로 당기며 항문 괄약근을 조여 준다. 이 자세는 요추전만증에 효과적이어서, 요통과 자세의 균형을 회복하는데 좋은 행법이다. 특히 상체를 굽히고 어깨를 움츠리는 자세를 취하게 되는 분들은(컴퓨터, 모바일의 과다사용자 등), 숨을 마시면서 C커브를 위해 허리를 아래로 내릴 때, 양쪽 견갑골이 최대한 좁아지도록 하여 늘어진 능형근[156]을 수축하는 것이 중요하다.

또 다른 방법은 고양이 자세에서 양손을 앞으로 20㎝정도 보내고, 숨을 내쉬면서 상체를 낮추어 가슴이 바닥에 닿을 정도로 낮추며 항문의 괄약근을 조인다. 이 자세는 오십견을 예방하고, 굽은 등을 펴주며 요실금에도 효과적이다.

악어 자세Shava Udarakarshan는 누워서 양팔을 어깨넓이로 벌리고, 한쪽 다리를 들어 반대편 다리의 무릎에 올리며 한손으로 무릎을 잡고, 숨을 내쉬면서 무릎을 반대쪽 바닥을 향해 내리고, 머리는 돌려서 반대쪽 손을 바라보면서 허리를 비틀어 준다. 즉 누워서 하는 비틀기 자세이다. 이 자세는 틀어진 척추를 바로 잡아 주고

요방형근[157], 대둔근, 대퇴근막장근, 중둔근, 소둔근 등의 근육을 이완시켜 요통, 좌골신경통, 엉덩이의 통증을 완화하고 유연성을 향상시켜 주기도 한다.

송장 자세Shava asana는 누워서 두 다리를 어깨넓이 정도로 벌리고, 양손은 몸통 옆에 두고 손바닥이 천정을 향하도록 하며, 손가락을 가볍게 구부려서 긴장을 풀어준다. 턱은 들리지 않도록 하고, 호흡에 의식을 모으며 긴 날숨으로 긴장을 풀어준다. 휴식하는 자세이다.

정뇌 호흡Kapalabhati은 명상 자세로 앉아서, 날숨을 강하게 하면서 1초에 1~2회의 빠른 속도로 호흡을 하고, 20~60회 정도하고 잠시 쉬었다가 반복한다. 머리가 아프거나 어지러우면 중단하고 휴식을 취한다.

주의해야 할 것은 열을 올리기 때문에, 염증이 있거나 혈압이 높거나, 심장병이 있는 사람은 무리하면 안 된다. 이 호흡은 이산화탄소를 다량으로 배출하여 혈액과 몸을 정화한다. 특히 산성화를 예방하고 머리를 맑게 유도하고, 에너지 소모량이 많아서 비만 관리에도 효과적이며, 장 마사지를 하여 내장기관이 늘러 붙는 것을 막아주고, 활동성을 높여주어 소화기계통의 질병에도 좋다.

풀무 호흡Bhastrika은 마시고 내쉬는 숨의 길이나 강도가 같으며, 정뇌 호흡처럼 빠르게 풀무질을 하듯이 호흡을 한다. 정뇌 호흡과 유사하며 정뇌 호흡보다 더욱 강한 호흡이다. 특히 마시고 멈추는 숨을 삽입하게 되면 더욱 강력한 효과가 나타나지만, 위험성이 높아 전문가의 지도를 받아야한다.

교호 호흡Nadi Sodhana은 오른손으로 양쪽 코를 막았다 열었다 하면서, 좌우 교대로 호흡을 한다. 수련이 익숙해지면 숨을 마시고 멈추기도 하고, 내쉬고 멈추기도 하면서 숨의 길이를 조절한다. 숨길이 트이면 멈추는 시간을 점차적으로 늘려 나간다.

이 호흡은 코에서 기관지 폐까지 숨길을 열어주어 기도 청소법이라고도 한다. 또한 좌우 코의 기능이 달라서 왼쪽 코는 부교감신경으로서 음의 서늘한 기운과 우뇌의 감성에 영향을 미치고, 오른쪽 코는 교감신경으로서 양의 따뜻한 기운과 좌뇌의 이성에 영향을 미친다. 그리하여 음양의 균형과 좌우 뇌의 균형을 회복하여 건강을 유지하는데 효과적이다.

벌 소리 호흡Bhramari은 두 손가락으로 양쪽 귀를 막고, 숨을 마시고 내쉬면서 '음~~'하고 소리를 낸다. 이때 일어나는 소리의 진동이 에너지 파동이 되어 전신으로 영향을 미치게 된다. 명상을 준비하기 위한 호흡으로 사용하기도 한다. 마음을 편안하게 하고 들뜬 기운을 가라앉히며 안정을 취하도록 한다. 특히 부교감신경을 자극하여 휴식을 취하고 소모된 에너지를 회복하는 효과가 있다. 산만하게 흐트러진 감각이 하나로 모아지고 주의력과 집중력이 향상되어 머리도 맑아진다.

이러한 중강도 유산소 근력 복합 요가 수련은 요가와 유산소 근력 운동을 복합한 운동 방법으로 체중과 반복 횟수에 따라 300~500 kcal의 에너지를 소모한다. 따라서 비만에도 효과적인 운동 방법이다.

행법	운동 특성	시간(초)	세트 수
태양예배 자세(Suryanamskara)	유산소, 근력	600	4, 7, 10
의자 자세(Ukata asana)	근력	60	3
선 활 자세(Natarajasna)	균형, 근력	60	3
제자리 뛰기(Running in place)	유산소, 근력	10	4, 7, 10
쪼그려 앉아 발바꾸기(Treadmil)	유산소, 근력	10	4, 7, 10
4단 점프(Four-count Burpee)	유산소, 근력	10	4, 7, 10
서서 발 바꾸기(Shuffle Step)	유산소, 근력	10	4, 7, 10
윗몸일으키기(Curl-up)	근력	10	4, 7, 10
엎드려 팔굽혀 펴기(Push-up)	근력	10	4, 7, 10
낮은 보트 자세(Naukasanchalana)	근력	30	3
누워 다리돌리기(Chakrapadasana)	유연성, 근력	180	
메뚜기 자세(Shalbhasana)	근력, 요통	30	3
고양이 자세(Marjariasana)	유연성, 요통	30	3
누워 허리 비틀기 (ShavaUdarakarshan)	유연성, 요통	180	
물구나무 서기 자세(Sirshasna)	기혈 순환촉진	300	
송장 자세(Shava asana)	휴식, 이완	300	
정뇌 호흡(Kapalabhati)	가열호흡	300	
풀무 호흡(Bhastrika)	가열호흡	600	
교호 호흡2(Nadi Sodhana2)	균형호흡	300	
벌 소리 호흡(Bhramari)	명상호흡	300	
송장 자세(Shava asana)	이완, 명상	300	

[표 1] 중강도 유산소 근력 복합 요가 수련

건강 증진을 위해 다른 방법으로 하타 요가Hatha Yoga[158] 수련을 하기도 한다. 하타 요가 수련은 금계와 권계를 지켜 도덕과 윤리적이고 규칙적인 생활을 하고, 자세Vinyasa[159], 명상(아사나, 30분), 호흡(정뇌 호흡, 풀무 호흡, 교호 호흡, 35분), 명상(수식관 혹은 챈팅[160], 5분), 도인법(마사지, 5분)의 순서로 수련을 한다. 이러한 체력 증진 운동을 혼자 하려면 지루하고 힘이 들어서 꾸준히 수련하기 어렵다. 그래서 여

럿이 모여서 운동을 하면 재미있고 즐겁고 시너지 효과도 있다. 그리고 일주일에 이틀은 운동보다는 스트레스 관리를 위해, 다이나믹 명상Dynamic Meditation이나 등산, 놀이, 취미활동 등의 부정적 감정을 씻어내는 카타르시스(Catharsis, 감정 정화)에 집중한다. 다이나믹 명상Dynamic Meditation은 오쇼 라즈리쉬(Osho Rajneesh, 인도의 철학자이자 요기, 1931~1990년)에 의해 고안된 역동적 명상법이다. 음양의 기운을 조화롭게 하여 생명력을 활성화하고, 부정적 감정을 씻어내기 위한 명상법으로 추천한다. 수련 방법은 5단계로 수련한다.

1단계는 혼란스런 호흡이다. 깊고 빠른 그리고 격렬한 혼란스런 호흡을 10분간 실시한다. 내쉬는 숨을 강하게 하여 몸 안의 독소를 배출하고, 신선한 산소를 흡입하여 새로운 생명력을 받아들인다. 혼란스러운 마음에서 비롯되는 극단(양극이나 음극으로 치우친 상태)의 생체자기의 파장을 뿜어내어 가라앉히는 효과가 있다. 과거에 억눌린 감정이 신체 안으로 스며들어 여러 가지 문제를 일으키게 되는데, 이러한 혼란스런 호흡으로 과거의 무의식이 지배하는 양 극단의 부정적 콤플렉스를 파괴한다.

2단계는 카타르시스의 단계이다. 마음에서 떠오르는 것이 있으면 억압하지 말고 무엇이든지 울고, 웃고, 비명을 지르고, 춤추고 점프도 하면서 10분간 내면 깊은 곳에서 터져 나오는 비명소리에 몰입한다. 그래서 의식 깊은 곳에 억눌렸던 근원에 도달하면 홀가분해지면서 새로운 자아가 생겨나게 된다. 지금까지 무겁게 지고 있던 짐을 털어버리고 텅 빈 상태가 된다. 모든 것을 내던짐으로

써 텅 빈 상태가 되어 억압된 모든 것을 비워버리는 공空의 상태에 이른다. 이 텅 빈 상태가 되면 명상이 저절로 일어난다.

3단계에서는 양발을 어깨넓이로 벌리고, 양팔을 만세를 부르듯이 하늘을 향해 치켜 올리고, '후'라는 소리(만뜨라)를 지르면서 발바닥이 바닥에 닿도록 점프를 하여 에너지의 파장이 회음혈會陰穴[161]까지 도달하도록 압력을 가한다. 10분간 회음혈을 자극하여 근원적 에너지(氣, 생명력)를 각성하는데, 이 방법은 아래로 흐르고 있는 에너지의 흐름을(아빠나 바유) 척추를 타고 위로 상승하도록 방향을 바꾸게 되는데, 요가에서는 회음혈에 잠든 에너지(꾼달리니Kundalini)[162]가 깨어나서 위로 흐른다고 한다. 요가적으로 설명하면 쁘라나 바유Prana vayu[163](양)와 아빠나 바유(음)가 결합하여 우다나 바유 Udana vayu[164]의 작용으로 머리로 상승하는 것이다. 딴뜨라 요가에서는 시바와 샥티 여신이 결합하는 것이라고 하고(음양의 조화), 한의학적으로는 두뇌에 에너지를 저장하는 환정보뇌를 이루는 것이라고 설명할 수 있다.

이것이 세 번째 과정으로 반드시 두 번째 정화 후에 실시해야 문제가 생기지 않는다. 이렇게 세 번째 단계까지가 정화의 단계이다.

4단계는 '정지'이다. 정지라고 하면 그대로 멈추는데, 15분간 어떠한 움직임을 가져서는 안 된다. 네 번째 단계에서는 도약이 이루어진다. 가벼운 동작도 마음에 파문을 일으킬 수 있으며, 상승하던 에너지 흐름이 멈추어 '고요'의 공간을 놓칠 수 있다. 아무것도 하지 말고 얼어붙은 듯이 멈춘다. 기침이 나와도 참고, 가려움이 있어도 참고, 목이 간질거려도 참는다. 죽은 시체처럼 얼어붙은 듯이 움직이지 않는다. 아주 미세한 움직임이라도 상승하는 에너지의 흐름을 흩어지게 한다. 에너지가 상승할수록 더욱 더 고요해지고, 긴장하면 할수록 하강하는 에너지의 흐름이 촉진된다.

고요함은 상승하는 에너지의 보고寶庫이다. 몸 전체가 고요해지면 마치 육체가 사라진 것 같아 육체를 느낄 수도 없고 육체가 없는 존재가 된다. 우주는 소우주인 인체의 거울이다. 따라서 내가 고요해지면 우주 전체가 고요해진다. 이 고요함 속에 다만 '주시자'로 존재한다. 한순간도 흐트러지지 말고 깨어 있으며 아무 것도 하지 말고 '주시자'로 남는다. 어떠한 움직임도, 어떤 욕망도 없이, 어떤 것이 되려는 마음도 없이 그냥 그때 그 장소에서, 어떤 일이 일어나고 있는지 주시한다. 주의 깊게 깨어 있는 의식을 놓치지 않는 것이 핵심이다. 강 건너 불구경하듯이 아무 생각 없이 고요하게 바라보는 것이다. 즉 의식은 구경꾼이 되어 물끄러미 '바라보는 자'가 된다. 관찰자가 되는 것이다.

5단계는 15분간 감사한다. 그것이 무엇이든 음악과 춤으로 감사한다. 어떤 형식에도 얽매이지 않고 음악의 흐름을 따라, 내면에서 나오는 대로 온몸으로 춤을 춘다. 몸과 마음 그리고 영혼이 하나로 합일하게 된다. 부정적 자아는 소멸되고 긍정적 자아로 새롭게 피어오르게 된다. 세상만사가 모두 고맙고 감사할 뿐이다. 고요, 평화, 축복, 환희, 희열, 지복의 세상으로 들어가 긍정적 자아로 새롭게 태어나게 된다.

이 수련 또한 아래로 향하는 아빠나 바유를 위로 흐르게 방향을 바꾸는 수련이라고 하였는데, 이것은 곧 음의 기운이 양의 기운과 결합하여 음양의 균형을 회복(수승화강)하는 수련 방법이라고 할 수 있다.

건강 증진을 위해 다른 방법으로 반신욕을 하기도 한다.

잠자기 1시간 전에 하는데, 식후 30분과 운동 후 30분 이내에는 하지 않는다. 노출된 부위는 서늘한 느낌이 들도록 실내온도를 조절하는 것이 좋고, 물의 온도는 38℃~40℃ 정도가 알맞으며, 고혈압이나 심혈관계 질환이 있으면 피부 평균 온도(33~35℃)보다 0.5℃ 정도 높여서 실시한다.

주 2~3회 정도 하는데, 고혈압이나 심혈관계 환자는 몸의 상태에 따라 횟수를 줄여서 한다. 10분씩 30분을 하는데, 10분하고 중간에 5분 정도 휴식하여 40분 정도 하며, 이마에 땀이 스칠 정도로만 한다. 고혈압과 심혈관계 환자는 몸의 상태를 살피며 20분 이내로 하고 땀이 나오기 전까지만 한다. 반신욕 후 10분 정도는 보온을 하며 휴식을 취하고, 몸에 적합한 허브차를 마신다.

입욕제도 쓸 수 있는데 '아로마의 몸과 마음을 다스리기'를 활용하면 효과적이다. 스트레스 해소에는 라벤더, 카모마일, 레몬, 오렌지를, 긴장이 심하면 시더우드, 자스민, 라벤더, 로즈, 샌달우드 등을 사용한다. 소화기계통에는 페퍼민트, 진저 호흡기나 코막힘에는 유칼립투스, 자스민, 마조람, 로즈, 티트리 등을 사용한다. 피로에는 바질, 진저, 레몬, 페퍼민트, 로즈마리를, 우울증에는 라벤더, 레몬, 오렌지, 샌달우드를, 불안증에는 라벤더, 만다린, 샌달우드 등을, 기억력 감퇴에는 바질, 레몬, 페퍼민트, 사이프러스 등을 한열 상태를 고려하여 사용한다.

요즈음은 원적외선을 이용하여 물 없이 반신욕을 하는 기구들이 시판되고 있어 간편하게 반신욕을 할 수 있다. 요령은 체중, 체력, 혈압, 심혈관질환 등의 개인차를 고려하여, 약 45~70℃를 기준으로 20~30분 정도 경과 후 이마에 땀이 스며들 정도로 온도를 유지하는 것이 좋다.

몸의 상태를 살피는 방법은 반신욕 중이나 직후에는 잘 나타나지 않으므로, 몇 시간이나 1~2일 정도 지나서 두통, 등허리의 땅김, 요통, 발진, 변비, 안면홍조 등의 현상이 나타나면 열을 너무 많이 흡수한 것이다. 이때는 '음양 오행 균형원리'를 활용하여 열을 내려 기준점으로 돌아오도록 조절한다. 몇 번 반신욕을 하다보면 요령이 생기게 된다.

이러한 반신욕은 기초대사량을 높이기 때문에 칼로리 소모가 증가하여 비만관리에도 좋고, 과식과 폭식의 식욕을 조절하고, 긴장을 완화하여 근육을 이완하며 모세혈관을 확장하여 순환장애 및 냉을 제거하고 스트레스를 감소한다. 따뜻한 기운이 들어와 음양의 기운이 조화를 이루어 수승화강을 이루고, 면역력이 증가하여 감기예방, 불면을 해소하고 숙면에 도움이 되며 치질, 변비, 생리불순, 당뇨, 고혈압 등에도 효과적이다.

그러나 화상이나 임산부, 아토피 피부염, 만성 염증이 있는 사람은 반신욕을 해서는 안 되고, 열성 체질(뜨거운 것을 싫어하는 사람), 고혈압, 심혈관계 환자, 부종, 뾰루지, 종양 등의 양증인 사람과 탈진, 저혈압, 병약자, 고령자 등은 전문가의 도움을 받아 조심스럽게 해야 한다.

4) 잠자기 전에

잠자기 전에는 이완 명상이 중요하다. 하루 일과로 인해 산란해진 마음을 고요하게 가라앉히고 평정심을 회복하여 심신 상태가 기준점으로 돌아오도록 조절한다. 숙면을 취하여 에너지를 충전한다. 간 해독을 위해 소주잔에 1/4은 올리브유, 3/4을 사과즙으로 채워서 잠자기 2시간 전(공복)에 마신다. 올리브유에 의해 간이나 담낭에 축적되어 있는 독소(노폐물, 담석)를 배출한다. 수면 중에는 침의 분비 저하로 인해 살균력이 저하되므로 양치질을 하여 치아 건강을 돌본다. 부정적인 마음을 털어 내고 긍정적인 마음으로 살아가면 질병에 걸리지 않고 건강할 수 있다. 그래서 잠자기 전에 긍정 단어를 30번씩 쓴다.

〈긍정단어 목록〉

고요, 평화, 행복, 배려, 용서, 사랑, 친절, 화해, 동정,

이해, 기쁨, 포용, 진실, 낙관, 여유, 좋음, 축복

그리고 전문가와 상의하여 30분간 요가 명상 수련을 한다. 초급단계에서는 명상 자세→ 명상 호흡→아자빠 자빠[165]→ 요가 니드라의 순서로 수련하고, 중급단계에서는 요가 니드라→ 뜨라따까[166]→위빠사나[167]를 수련하며, 고급단계에서는 안따르 모운[168]→ 상황 명상의 순서로 수련을 한다.

요가의 잠이라고 하는 요가 니드라Yoga Nidra는 여덟 단계로 수련한다. 요가 니드라는 깊은 심신의 이완을 가져온다. 특히 밖으로 향한 신경들을 내면으로 향하게 한다. 요가 시스템[169]에서는 명상을 위해 준비하는 감각제어 수련 단계이다.

수련법은 편안하게 누워서 몸과 마음을 이완하고, 안내자의 안내를 듣거나 녹음테이프를 들으면서 안내에 따라 진행한다. 준비하기→ 쌍칼파→ 의식 순환하기→ 호흡 인식하기→ 반대 감정과 감각 인식하기→ 시각화하기→ 쌍칼파→ 마무리의 순서로 한다. 과정을 진행하다 보면 잠재의식에 억압되어 있는 부정적 콤플렉스를 자각하기도 한다. 이러한 자각을 통해 억압된 자아를 긍정적 자아로 변화시키기도 한다. 또한 심신의 긴장이 해소되어 기준점으로 돌아온다.

수련 방법은 대상자의 심신 상태와 수련 목적에 따라 다양한 방법으로 할 수 있다. 짧게는 5분에서 길게는 2시간까지도 가능하며 대개 30분 정도가 적절하다. 여덟 단계로 구분하여 수련을 하는데, 먼저 준비하는 단계부터 시작된다.

준비 단계는 수련 장소에 대한 배려이다. 몸과 마음을 편안하게 이완할 수 있는 환경을 조성하여, 편안한 복장과 수련 시간에 대한 배려를 하고, 몸과 마음의 자세를 준비한다. 편안하게 누워서(요가에서는 송장 자세라고 한다) 행한다. 몸과 마음에서 일어나는 모든 것들을 통제하지 않고, 그대로 허용하려는 마음가짐을 갖는다. 잠들지 않고 안내에 대해 분석하지 않고 그대로 받아들인다는 것과 끝날 때까지 움직이지 않겠다는 것을 마음속으로 다짐을 한다.

두 번째 단계에서는 쌍칼파Sankalpa라고 하는 것을 수련한다. 쌍칼파는 자신이 가장 원하며 이루고 싶은 삶의 목표, 포부 등에 대해 짧고 간결한 긍정적인 문장으로 만들어서(각오, 다짐, 맹세, 염원 등) 마음속으로 세 번씩 암송하는 것이다. 자신의 바람직한 욕망을 실현하기 위한 마음의 힘을 키우기 위해 실시한다. 이로 인해 긍정의 힘이 증가되고 의지력이 강화되면 마음의 항상성을 회복하여 기준점으로 돌아오게 된다.

세 번째 단계의 의식순환은 신체 각 부위를 자각하는 것이다. 외부세계로 향한 감각을 의식의 내면으로 이끌어 들이기 위한 감각제어 수련이다. 의식이 내면화됨으로써 마음이 하나로 모아지고 고요하게 된다. 따라서 몸과 마음 전체가 이완이 되고 항상성이 균형을 이룬다.

네 번째 단계에서는 호흡을 자각하는 단계이다. 호흡은 몸과 마음을 연결하는 다리이며, 따라서 호흡의 자각은 몸과 마음을 이완시키고 하나로 집중을 하도록 하여 막혔던 에너지의 흐름을 자유롭게 각성시킨다. 특히 심신의 깊은 이완은 의식과 무의식의 통로를 열어서 깊은 내면의 세계를 자각하도록 한다. 깊숙이 잠재되어 있는 부정적 콤플렉스는 심신의 긴장을 유발하고 항상성의 균형을 깨뜨리는 원인이다.

콤플렉스는 무의식 깊숙이 뿌리박혀 있는 암초와 같아 나쁜 감정이 마음 깊숙이 뿌리박히면, 그 주변에 그것과 관련된 여러 가지 이미지들이 들러붙게 된다. 그것은 매우 강한 접착력을 지니고 그와 관련된 이미지를 흡입하며, 그것이 쌓이면 돌덩이처럼 굳어져 풀어내기 어렵다.

이러한 부정적 콤플렉스에 의해 기준점으로 돌아오는 길이 막히면, 항상성의 균형이 깨져 심신에 여러 문제를 일으키게 된다. 부정적 콤플렉스를 자각하여 해소하면 자연스럽게 심신의 긴장이 이완되어 기준점으로 돌아오게 된다. 따라서 호흡의 자각은 심신을 연결하는 다리일 뿐 아니라, 마음 안에서도 의식과 무의식을 연결하는 통로가 된다.

다섯 번째는 감각과 느낌을 자각하는 수련을 한다. 이 수련의 목적은 무의식 깊이 뿌리박힌 느낌과 정서적 긴장을 이완하는 것이다. 이 수련은 서로 반대되는 감각을 일깨워 갈등과 대립의 이원성을 극복하는 효과가 있다. 이를 통해 긴장이 이완되고 안정을 유지하게 된다.

예를 들면 무거움과 가벼움, 차가움과 뜨거움, 슬픔과 즐거움, 고통과 쾌락 등의 반대되는 감각들을 상상하도록 안내하여 자각하는 것이다. 마음이 상상을 통해 움직이면 몸도 함께 움직인다.

차가움과 뜨거움, 무거움과 가벼움 등은 자신의 심신 상태를 고려하여 치우진 쪽을 적게 상상을 하면 되고, 심신 상태가 건강하면 서로 반대되는 감각을 상상하면 된다.

이때 주의할 점은 내면 깊숙이 잠재하고 있는 부정적 콤플렉스나 정신적 트라우마를 자극하는 것이다. 즉 슬픔, 고통 등의 부정적 감각을 상상하는 일이다. 충분하게 자기 조절력이 없는 상태에서 자극하게 되면 부정적 무의식이 드러나 여러 가지 문제를 일으키게 된다. 따라서 충분하게 이완되고 주의력과 집중력이 균형을 이루어 자기 조절력이 완성되었을 때만 부정적 감각들을 상상해야한다. 따라서 자기 조절력(이완, 주의력, 집중력)이 완성되지 않은 상태에서는 긍정적 감각들을 상상하는 것이 좋다.

여섯째는 시각화이다. 자신의 실제 경험과는 상관없이, 마음속으로 실제 경험하고 있는 것처럼 상상하는 것이다. 단순하게 이미지를 그리는 것이 아니고, 실제로 체험하고 있는 것처럼 상상하는 것이다. 따라서 이것은 매우 강력한 힘을 지니게 된다.

오로빈도(Sri Aurobindo)[170]는 이것을 '사실적인 비전'이라고 하였는데, 이러한 생생한 비전은 마음에서 만들어지는 것이 아니라 자연스럽게 나타나는 것이라고 하였다. 육체의 눈으로 보는 것처럼, 마음에 있는 내면의 눈으로 생생하게 보는 것이라고 하였다.

시각화 과정 중에 새, 꽃, 빛, 떠오르는 태양 등 여러 가지 모습으로 나타나기도 하고, 어떤 도형으로 나타나기도 한다. 마음이 하나로 모아질 때 이러한 시각화가 가능해진다. 시각화는 살아오면서 무의식 깊이 뿌리내리고 있는 억압된 감정과 기억을 자각하여 마음의 긴장을 해소하는 효과가 있다. 그런 억압의식을 해소하면 자연스럽게 기준점으로 돌아오게 된다. 따라서 힐링을 위해서는 긍정적 자아를 시각화하여 자주 경험하는 것이 좋고, 긍정적 경험이 무의식에 쌓이게 되면 무의식에 있는 부정적 자아가 설 자리를 잃게 될 것이다. 즉 긍정적 자아가 무의식을 지배하게 되면 부정적 자아가 사라지고 긍정적 자아가 새롭게 피어나 마음의 항상성이 균형을 이루게 된다.

일곱째는 두 번째 단계의 쌍칼파를 반복하는 것이고 여덟째는 마무리단계이다. 이 단계는 깨어나는 단계이다. 내면화 되어 있는 의식을 외면화 하는 단계이다. 점차적으로 외부세계에 적응하도록 준비하는 과정이다. 몸, 호흡, 외부 소리 등의 외부세계를 자각하면서 서서히 '내면의 잠'에서 깨어나는 단계이다.

이제 현실상황에 대처하기 위한 마음 조절 방법에 대하여 알아보자.

우리 삶의 현장은 너무나 복잡하고, 크고 작은 일들이 많다. 이것을 긍정적으로 받아들이기 위해서는 특별한 기술이 필요하며, 이러한 기술을 필자는 '상황 명상'이라고 이름을 붙였다.

상황 명상은 비대해진 부정적 콤플렉스와 마음속의 트라우마[171]를 긍정적 자아로 변신시키기 위한 수련이다. 상황 명상은 '구나, 겠지, 감사'의 긍정 명상과 불안 심리를 해소하고, 근심 걱정과 번뇌를 줄이기 위한 '불안 명상'으로 구성하였다. 이러한 상황 명상은 '생각을 긍정적으로 전환'하여, 만병의 근원인 스트레스를 원만하게 대처하도록 하기 위한 수행 도구이다. '구나, 겠지, 감사' 수련[172]은 스트레스를 받았을 때 자신의 생각을 전환하여 마음가짐을 바꾸는 것으로, 스트레스에 대처하기 위해 좋은 인지적 대처 방법이라고 생각한다.

예를 들어 길거리에서 소매치기를 당해 많은 돈을 잃었을 경우, '아! 소매치기를 당했구나', '있는 그대로 알아차림' 하고, '얼마나 살기가 힘들었으면 소매치기를 했을까?', '용서하는 마음으로 생각'하며, '내 몸을 해치지 않고, 돈만 가져갔으니 얼마나 감사한 일인가!'라고 '일어난 일을 받아들이는 것'이다.

이렇게 하면 분노로 들끓던 마음도 가라앉고, 편안해지면서 위안을 얻게 된다. 분노로 들끓게 되면 돈도 잃고 마음의 항상성도 깨져 건강을 해치게 된다. '구나'를 통해 부정적인 마음(의식 수준 200 이하)을 긍정적인 마음(200 이상)으로 바꾸고, '겠지'를 통해 용서하는 마음(350 이상)을 더하여, '감사'를 통해 감사하는 마음(540~600)을 기른다.

이 세상은 끊임없이 변하고 있기 때문에, 앞날에 대하여 알 수 있는 것이 아무것도 없다. 사람들은 이러한 무지로 인해, 원인모를 불안 심리를 안고 살아간다. 특히 해결하기 어려운 일이 다가오면 더욱 그러하다. 이럴 때 '만약 ~하면, 그럼 ~하면 되지 뭐'[173]라고 하는 골비처 교수가 고안한 장애 제거 명상을 한다. 예를 들어 자식의 수능시험을 앞두고 있는 어머니가 되어보자. 조마조마한 어머니의 마음은 이루 헤아릴 수 없이 힘들 것이다. 이럴 때 '만약 이번에 떨어지면, 그럼 내년에 다시 보면 되지 뭐!' 라고 하면서 생각을 바꾸면, 편안해지고 불안한 마음이 사라진다. 기준점으로 돌아오게 되어 마음의 항상성을 회복한다.

또한 마음공부가 되는 '좋은 책'을 학습하여 긍정과 초월심리를 깨우친다. 모든 것이 부질없고 헛된 것이라는 무상의 이치를 깨달아 욕망을 포기하는 지혜를 기른다. 욕구 수준이 낮아지면 행복은 저절로 찾아오기 마련이다. 이것이 행복하게 사는 비결이다. 체질과 심신의 한열 상태에 따라, 차를 선별하여 마시며 긍정 명상이나 소중함과 감사에 대한 명상을 한다.

이렇게 감사 명상을 하고 잠들기 전에 이완 명상을 하는데, 대개 DRT[174]라고 하는 요가 니드라를 선호한다.

5) 하루 일과 중 틈틈이

자투리 시간에는 '건강 증진 행위'의 하위 요인인 자아실현을 도모한다. 특히 대표 강점[175]을 실현하여 긍정적 감정을 경험하는 것이다. 이러한 긍정적 감정이 축적되면, 흐트러진 마음이 저절로 기준점으로 돌아오게 된다. 따라서 건강과 행복도 저절로 스며들게 된다.

대표 강점은 긍정심리학자들이 인간의 긍정적 특질을 성격적 강점과 덕성으로 분류한 것이다. 자애, 용기, 절제, 정의, 지혜, 초월의 6개 핵심 덕목이 있고, 각 덕목마다 3~5개씩 하위 요소인 24개 성격적 강점으로 분류하였다. 긍정심리학자들은 지혜와 이성을 최상의 덕목으로 여겼다.

자애는 배려심과 친밀감이 기본 정서이고, 대인관계의 의미가 내포되어 있으며 사랑과 친절성 그리고 사회지능의 세 가지 하위 강점으로 구성되어 있다.

용기는 어떤 난관에 직면해도 목표를 성취하려는 의지이며 용감성과 끈기 그리고 진실성과 활력의 네 가지 하위 강점으로 구성되었다.

절제는 지나침과 독단에 빠지지 않는 중용의 상태이며 용서와 겸손, 신중성과 자기 조절의 네 가지 하위강점으로 구성된다.

정의는 개인과 집단 간의 원만한 관계를 조성하고, 건강한 공동체를 이루는 시민정신과 공정성 그리고 리더십의 세 가지 하위 강점으로 구성된다.

초월은 무엇이든지 우주와의 연관성을 고려하여 폭넓게 생각하고, 우주의 모든 존재가 하나라는 합일 의식이 지배하는 것으로 감상력과 감사 그리고 낙관성과 유머감각, 영성의 다섯 가지 하위강점으로 구성된다. 여기서 영성이란 종교적인 의미보다, 인생의 목적과 의미에 대해 일관성 있는 신념으고 살아가는 태도를 말한다.

지혜는 모든 존재의 깊은 의미를 살펴서 '이 세상의 모든 존재는 매순간마다 변화하며, 영원한 것이 없기에 무상하다'는 깨달음을 성취하여 이 세상을 바라보는 것이다. 즉 초월적 가치관으로 이 세상을 바라보며 창의성과 호기심 그리고 개방성과 학구열, 지혜의 다섯 하위 강점으로 구성하였다.

긍정심리학자들은 이러한 긍정적 성품은 자기실현에 의한 행복과 밀접한 관계가 있다고 하고, 행복한 삶은 일상생활에서 대표 강점을 잘 발휘하면서 사는 것이라고 하였다. 그리고 VIA[176]강점척도라고 하여, 24개의 성격적 강점들을 평가하기 위한 자기보고형 검사 도구를 개발하였다. 이러한 검사를 통해 성격적 강점들을 분석하고, 부족한 강점들의 계발을 위한 도구를 제시하였다.

전문가와 상의하여 긍정적 성품을 계발하고, 생활 속에서 틈틈이 대표 강점을 발휘하면서 자기실현을 통해 행복을 추구한다. 이렇게 자투리 시간을 이용하여 대표 강점을 실현하거나, 증진하기 위해 노력을 한다. 매일 조금씩 규칙적으로 반복하면, 가랑비에 옷이 젖듯이 어느 사이엔가 긍정적 감정이 몸에 배어 나게 된다.

6) 주말

주말에는 '건강 증진 행위'의 여섯 가지 중에서 대인관계와 스트레스 관리에 중점을 둔다. 모임도 가고, 친구와 회포도 풀고 영화도 보고 등산도 간다. 음식은 자유롭게 먹되 소식을 한다. 취미 생활도 하고 가족과 화목한 시간도 보내며 주중에 쌓였던 스트레스도 풀어낸다. 시간이 허락하는 대로 타고난 소질을 계발하고 여유로움을 즐기며 자신의 강점(자기실현)을 잘 발휘하여 긍정경험을 한다. 긍정경험을 통해 행복감을 경험하기도 하고, 100세 건강을 위해 서로 배려하고 도와주며 함께 노력하는 모임에도 참석을 한다. 반가운 얼굴도 보고, 재미있는 놀이도 하면서 여가를 즐긴다.

'건강 증진 생활 습관 길들이기'는 건강 증진모형(Nola J. Pender)의 종속변수이고, 건강 증진 시스템의 독립변수인 영양, 운동, 스트레스관리, 대인관리, 자아실현, 건강책임에 대한 생활습관을 길들이는 것이다. 이러한 6가지의 건강 증진행위를 생활 속에서 길들이게 되면, 건강과 체력을 증진하고 긍정의식이 향상된다. 자연 치유력이 향상되고 면역력이 증가하여 활기차고 건강한 생활을 할 수 있다. 이렇게 모범적 생활하여도 우리의 삶은 그것을 내버려 두지를 않는다. 살다보면 내 뜻대로 할 수 없는 여러 가지 현실에 눈물지을 수밖에 없는 상황이 생겨나기 마련이다.

그래서 몸과 마음에 여러 가지 독소가 쌓이고 병들기 마련이다. 독소가 어느 만큼 쌓여 있는지 판단하고, 심신의 상태가 어느 단계에 있는지 판단하여, 질병으로 발전하기 전에 기준점으로 돌아오도록 하는 것이 건강을 유지하는 비결이다. 그렇게 하기 위해서는 수시로 건강 상태를 모니터링을 해야 한다. 모니터링을 통하여 해독. 정화. 비만관리 목표를 수립하고 실천에 옮기도록 한다.

그러나 그날그날 하지 못하여 장기간 기준점을 벗어나게 되면 질병을 일으키게 된다. 질병이 생기기 전에 1년에 한두 번씩 해독을 하고 정화를 하여 인체 스스로 기준점으로 돌아오도록 한다. 그것이 여섯 가지 길 중에서 해독·정화·비만관리의 길이다.

4. 몸과 마음 다이어트하기

살다보면 우리의 현실은 먹고 싶어도 먹지 못하거나 먹기 싫어도 먹어야 하며, 하고 싶어도 할 수 없고 하기 싫어도 해야 하는 경우가 종종 발생한다. 이러한 좌절 상황이 반복되면 스트레스를 받게 되고, 스트레스를 받으면 항상성이 깨지고, 항상성이 깨지면 좋든 싫든 독소가 쌓이기 마련이며, 독소가 쌓이면 건강을 해치기 마련이다.

이러한 독소에는 여러 가지가 있는데, 몸에는 내_內독소와 외_外독소가 있으며 마음과 정신 그리고 영적 독소가 있다.

몸의 독소는 활성산소, 가스, 젖산, 수독, 어혈, 담음, 담적, 주독, 내장형 비만, 나쁜 콜레스테롤, 요산, 숙변, 과잉 체지방 등의 내독소와 화학물질(농약, 식품첨가제), 중금속, 전자파, 방사선, 초미세먼지 등의 외독소가 있다.

또한 마음속에는 부정적 콤플렉스가 있는데, 비대해진 부정적 콤플렉스인 '트라우마'가 가장 크게 건강에 영향을 미친다.

이러한 독소는 만병을 일으키는 주범이므로 정기적으로 청소해야한다. 1년에 한두 번씩 없는 시간을 특별하게 만들어서라도, 자동차의 엔진오일을 교환하고 공기청정기를 교환하듯이 심신을 청소해야한다. 이러한 해독정화를 통해 심신을 청소하면 노화된 세포도 젊어지게 된다. 따라서 해독정화는 항노화Anti aging 의학이라고 할 수 있을 것이다. 먼저 만병의 주범인 비만관리를 살펴보자.

비만관리는 에너지 섭취량과 소모량을 조절하여 균형을 이루도록 하는 것이다.

여기에는 두 가지 방법이 있다. 하나는 점진적이고 안전하게 체지방을 빼는 것이요. 다른 하나는 급진적으로 체지방을 빼는 방법이다. 건강이나, 체력, 현실적 상황에 따라 선택을 하면 된다. 점진적으로 체지방을 빼는 방법은 3가지가 핵심이다.

첫 번째는 에너지의 섭취량을 조절하는 3333식이요법을 지키는 것이다. 음식 섭취량을 현재 먹는 것의 30%를 줄이고, 하루 3끼니를 규칙적으로 먹고, 한번에 30번 이상 씹어서, 한 끼니의 식사시간이 30분 이상이 되도록 한다. 그렇게 하면 뇌의 시상하부에 포만감이 전달되어 식욕이 조절되고 과식을 예방하게 된다.

이것이 3333식이요법이다. 30번을 씹으면 침이 고이는데, 침에는 '아밀라제'라고 하는 소화효소가 있어서 소화를 돕고, 파로틴이라고 호르몬이 나와서 노화를 방지하는데 효과적이다. 또한 잘게 부수니 위장의 일을 덜어 주게 되어 소화흡수에 매우 유익하다. 그리고 인스턴트 식품이나 기름진 음식, 지나친 음주, 기름에 튀긴 음식, 지나친 육식을 절제한다. 현미와 채식 위주의 식단으로 바꾸고 야식과 간식을 끊는다. 하루에 약 500칼로리 정도 섭취량이 줄어서 1개월에 2kg은 뺄 수 있다. 중간에 배가 고프면 물을 마신다.

두 번째는 운동으로 에너지 소모량을 늘려 주는 것이다. '335걷기'를 추천하는데, 방법은 3분은 숨이 차도록 빠르게 파워워킹을 하고, 3분은 느리게 산책하듯이 걷는다. 유산소운동과 근력운동이 이루어지며 자율신경계(교감신경과 부교감신경)가 균형을 이루게 되어 자기조절력도 증진된다.

그리고 중강도 유산소 근력 복합 요가 운동을 주 3회 이상 수련하면, 역시 한 달에 2kg의 감량이 가능하다. 이렇게 식이요법과 운동요법을 지키면, 한 달에 3~4kg은 충분하게 감량이 가능하다. 목표 체중에 도달하도록 식이요법과 운동요법을 지속적으로 관리한다.

세 번째는 대사기능장애를 해소하는 것이다. 첫 번째, 두 번째 방법으로도 체지방이 빠지지 않는 사람이 있다. 이런 경우 대사장애로 인해 기초대사량이 저하되어 있기 때문이다. 기초대사량이란 아무 행위도 하지 않고 편안하게 휴식을 취하고 있을 때, 소화나 혈액 순환, 호흡작용 등의 생명유지를 위해 소모되는 에너지의 양을 의미한다.

대사장애는 여러 가지 질병이 원인일 수도 있고, 질병은 없지만 아건강 상태의 경우에는 여러 가지 항상성 조절 기술을 사용하여 기준점으로 돌아오도록 한열을 조절한다. 그리하여 십이경락이 음양 오행으로 균형을 이루게 되면 대사기능이 회복된다. 기혈 흐름이 원활해져서 신진대사가 촉진되고 기초대사량이 증가하여 체지방을 감소할 수 있다.

중년여성의 경우는 갱년기가 되면서 에스트로겐이라는 여성 호르몬의 분비가 저하되고 에스트로겐이 저하되면 중성지방이 늘어나게 된다. 또한 여러 가지 스트레스로 인해 활성산소가 증가하면 혈관 벽을 녹슬게 하고 증가된 지방이 들러붙어, 동맥경화를 유발하고 혈관을 좁게 만들어 혈압이 오르고, 심장의 부담이 늘어나게 된다. 이 또한 기혈 흐름을 저해하고 신진대사가 느려지게 하여 비만의 원인이 될 수 있다.

급진적으로 체지방을 감량하는 방법은 단식, 초極저열량 식이요법, 고강도의 유산소 근력 복합 운동을 전제로 한다.

단식은 체력이 약하거나 대사기능장애나 질병 또는 열(염증)이 높을 경우에는 위험할 수 있으므로 전문가의 도움을 받아야 한다. 압통은 심신의 독소로 인해 발생하는 것이니 압통이 있는 상태에서 단식을 하게 되면 여러 가지 부작용이 나타난다. 피부발진, 호흡곤란, 무력감, 심계항진, 구토, 어지럼증, 심하면 실신을 할 수도 있다. 압통을 해소하면 해독은 저절로 이루어지고, 해독이 이루어지면 대사장애가 극복되어 저절로 살이 빠지게 된다. 압통을 해소하기 위한 방편이 힐링이다. 따라서 힐링은 비만관리에서도 중요한 역할을 한다. 비만관리도 결국은 과잉 체지방이라고 하는 독소를 배출하는 것으로 해독과정의 하나이기 때문이다.

이제 해독 프로그램을 살펴보자.

살다보면 여러 가지 스트레스에 의해 몸과 마음이 긴장되기 마련이다. 긴장된 몸과 마음을 이완하고 편안하게 하기 위해 완화법을 먼저 실천한다. 식이요법, 행동 교정, 발한 목욕, 림프마사지, 요가의 6가지 정화법, 아유르 베다의 정화법 등을 활용한다.

먼저 피부의 독소를 밖으로 배출하고 소화관을 부드럽게 마사지하며, 오메가 3과 같은 혈관을 깨끗하게 청소하는 음식이나 활성산소를 해치우는 항산화 음식도 도움이 되며, 또한 요요현상을 방지하기 위해 지속적으로 심신 상태를 모니터링하고, 생활(행동)이 균형을 유지하도록 습관을 들이는 것이 중요하다. 압통이 있으면 압통을 해소하여 기준점으로 돌아오도록 한다.

심신의 항상성이 균형을 이루었을 때 단식에 들어간다. 단식은 소화관에 휴식을 주고, 소화에 필요한 에너지를 자연 치유를 위해 사용한다. 아건강 상태를 건강 상태로 전환하도록 하는데 좋은 방편이다.

단식은 위험하므로 전문가의 도움을 받아 실시하는 것이 좋으며, 요가 명상과 같은 심신요법을 통해 외부 대상으로 향하는 감각을 철수하고 내면으로 향하도록 의식을 내면화하여 부정적 콤플렉스를 제거하고 정신적 트라우마를 해소한다. 이 과정을 통해 긍정의식을 경험하게 되는데 긍정적 감정을 경험하게 되면 마음이 평상심으로 돌아온다.

이렇게 마음이 기준점으로 돌아오게 되면 자율신경계가 균형을 이루고 스트레스로 인해 근육으로 몰렸던 혈액이 내장기관으로도 흐르게 되어 균형을 회복한다.

중요한 것은 내면으로 감각을 향하게 하여 내면 깊숙이 숨어 있는 부정적 콤플렉스를 자각하는 일이다. 부정적 자아에서 긍정적 자아로 변신하는 것이다. 이는 의식의 흐름을 가로막는 걸림돌을 제거하여 마음의 항상성을 회복하게 된다.

이러한 훈련은 요가의 감각제어 수련인 요가 니드라, 안따르 모운, 뜨라따까, 아자빠 자빠 등의 수련과 위빠사나 수련도 좋다. 그리고 상황 명상도 훌륭한 도구가 될 수 있다.

주의할 점은 무의식 깊숙이 뿌리박고 있는 부정적 자아를 자극하는 것은 자기 조절력이 완성되기 전에는 금지해야 한다.

해독 프로그램은 이렇게 심신의 독소를 정화하고 새로운 긍정적 자아로 변신하는 것이다. 긍정적 자아는 건강과 행복을 준비하는 디딤돌과도 같고 디딤돌이 튼튼하면 그 위에 세워진 집도 튼튼하기 마련이다.

이러한 해독과 정화 그리고 비만관리는 건강 증진 시스템의 건강 증진 행위를 개선하고, 마음 항상성과 에너지 항상성의 균형을 회복하여 신체적, 심리적 안녕감을 향상하기 위한 실천적 수단이 될 수 있다.

5. 행복 길들이기

행복에는 생존형 · 자존형 · 초월형 행복이 있다고 하였다.

생존형 행복은 삶의 상황이 만족스러울 때 얻어지는 것으로, 이 세상에서 살아남기 위한 욕구를 만족시키는 데서 얻어지는 행복이다. 즉 삶의 상황인 나이, 직업, 경제력(돈), 건강, 교육 수준, 신체적 매력도, 가족 간 화목 등이 만족스러우면 행복하다.

자존형 행복은 자존의 욕구를 만족하는 데서 얻어지는 행복이며, 이기적 자아(Ego)가 지배하고 있다. 초월형 행복은 타인의 욕구를 만족시키는 것에서 얻어지는 행복이며, 이타적 자아(초월적 자아)가 지배하고 있다.

이제 행복하기 위해서 어떻게 살아야 하는지 살펴보자.

생존형 행복을 위해서는 삶의 상황이 만족스러워야 한다. 즉 질병 없이 건강해야 하고, 먹고 사는 문제를 해결해야 한다. 신체적으로 건강하고, 심리적으로도 근심걱정이 없으며 직업이나 경제력 등이 안정적이어야 한다.

또한 맛있는 음식을 먹는 즐거움(미각), 재미난 영화를 보면서 얻는 즐거움(시각), 기분 좋은 소리를 들어서 얻는 즐거움(청각), 향기로운 냄새를 맡아서 얻는 즐거움(후각), 사랑하는 사람의 피부를 쓰다듬어서 얻는 즐거움(촉각) 등의 오감(다섯 가지 감각)을 통해 생존형 행복을 얻을 수 있다.

자존형 행복은 생존형 행복의 삶의 상황을 모두 만족하고 더 나아가 소질을 계발하여 타인보다 우월한 능력을 인정받아, 자존감을 얻었을 때 느끼는 행복이다.

생활 속에서 대표 강점을 실현하여 긍정의식을 자주 경험하고 자존감을 확인하는 것이다. 즉 자애와 정의, 용기와 절제의 4가지 대표 강점을 생활 속에서 경험하는 것이다. 또한 사랑과 친밀감, 우정, 여가와 안식 등의 긍정의식을 경험하여 부정의식을 소멸하는 것이다.

그러나 이 상태에서도 마음의 깊숙한 곳에 부정적 자아는 여전히 남아 있다. 긍정 수련은 건강 증진 수련이면서, 자존형 행복을 실현하는 것이다.

먼저 긍정 의식을 수련하여 행복증진 수련의 기초를 다진다. 긍정 수련은 긍정 200, 용서 350, 감사 540으로 의식 수준을 증진한다. 구체적인 방법으로 대표 강점의 용기, 자애, 절제, 정의를 일상생활에서 경험하게 되면 긍정 의식이 함양된다.

생활 속에서 다양한 긍정 경험을 하면 행복해질 수 있는데, 긍정 경험은 다양한 심리 요소들의 복합체들을 경험하는 경우가 많다. 이러한 긍정 경험들은 사랑과 친밀감, 사랑과 우정, 유대감과 애착, 타인에 대한 신뢰감과 인간관계, 어떤 일을 하면서 고도의 집중 상태에 흠뻑 빠져 몰입하는 긍정적 집중 상태 즉, 플로우

Flow[177]의 경험 등이다. 이러한 몰입경험은 개인의 역량을 최대한 발휘하여 개인의 잠재력을 확장하고 성장을 도모하며 심리적 안녕감의 개인 성장과 자율성을 향상한다.

여가와 안식경험은 우울이나 불안을 감소시키고 스트레스를 완화하며, 원기회복을 도모하여 지식을 습득하고 기술을 개발하기 위해 긍정적 에너지를 충전한다. 요가 명상 또한 긍정 의식을 수련하는 방법이 될 수 있다. 이처럼 다양한 방법이 있으니 전문가의 지도를 받아, 긍정의식을 수련하고 타고난 소질을 계발하여 능력을 배양한다.

이러한 긍정 의식 수련 방법들은 4가지로 정리할 수 있는데, 대표 강점 및 다양한 긍정 경험 그리고 여가와 안식의 경험, 요가명상의 긍정의식 수련 등이다. 이들을 생활 속에서 지속적으로 경험을 하게 되면 긍정의식이 계발될 수 있다. 이러한 긍정의식의 계발에 의해 자존형 행복을 실현하게 된다.

필자는 구정 명절 다음 날 고양시의 대자산을 아내와 함께 올랐는데, 내려오는 길목의 산중턱에서 구수한 노랫소리가 들려오기 시작하였다. 가까이 가보니 70대 중반의 할머니께서 정자에 걸터앉아 저녁노을을 바라보며 지나치는 주변사람들의 시선을 아랑곳하지 않고, 시집간 딸을 그리워하는 노래를 구수한 트로트 가락에 맞추어 부르고 계셨다.

이렇게 흥에 겨워 노래에 몰입하는 할머니의 모습을 먼발치에서 바라보니, 구수한 노랫소리와 함께 한 폭의 아름다운 그림이었다. 필자는 이렇듯 흥에 겨워 노래에 몰입하는 70대 중반의 할머니의 모습에서 여가를 즐기는 자존형 행복의 모습을 볼 수 있었다.

이제 초월형 행복에 대하여 알아보자.

우리의 현실 속에서 일이나 취미생활, 연구 등에 몰입하게 되면 절정 경험에 이르고 절정 경험이 지속적으로 이어지면 플로우Flow 상태에 이르며 이 상태에서는 시간과 공간을 넘어서 '하나됨'인 나와 너의 구분이 없는 합일의 무경계無境界 상태에 이른다.

요가의 삼매 의식의 상태에서도 절정 경험에 이르고, 합일 의식의 무경계 상태를 경험할 수 있다. 이러한 절정 경험에 의해 초월형 행복에 이르기 위해서는 충분한 자기 훈련이 필요하다.

다른 방법은 고원의 의식을 경험하는 것이다. 절정 경험은 황홀감, 희열감 등으로 부정적 자아를 소멸하는 힘이 강한 반면에 일시적 효과에 지나지 않는다. 그러므로 부정적 자아가 소멸할 때까지 지속적으로 극기심을 갖고 꾸준하게 훈련을 해야 한다.

그러나 고원의 경험은 고요하고 평화로우며, 무상함을 깨달아 욕망을 포기하고 지혜로워진다. 이기적 자아를 소멸하여 봉사와 타인에게 헌신하는 생활을 하고 타인의 행복을 나의 행복으로 여기게 되는 경지이다. 그렇게 하면 자연스럽게 합일 의식이 생겨나고 일시적인 것이 아니라 지속적으로 고요하고 평화롭게 여가를 즐기면 살아간다.

행복 길들이기의 궁극 목표는 남을 위해 배려하는 초월형 행복을 추구하는 것이다. 초월형 행복은 '나를 넘어서기'이다. 이기적 자아(Ego)를 소멸하여 이타적 자아가 주인이 된다. 초월형 행복을 위해서는 절정 경험과 고원의 경험에 의해 이기적 자아(Ego)를 소멸하고 이타적 자아로 새롭게 태어나야 한다.

인도의 우화 중에 '사향노루 이야기'가 있다.

사향노루는 자신의 머리 위(뿔)에서 풍기는 사향 냄새를 찾아서 여기저기 돌아다닌다. 사향노루의 머리에서 나는 냄새를 즐거움을 주는 행복의 대상으로 비유하는데, 자신의 내면에 있는 초자아(참 자아)를 내버려두고, 밖에서 행복을 찾으려고 방황하는 사람들의 모습을 풍자하는 것이다. 즉 내면의 참자아를 실현하여 행복을 찾아야 한다는 가르침을 주고 있는 것이다.

초월형 행복의 핵심은 이기심의 이기적 자아(Ego)를 소멸하고 이타심의 초월적 자아를 실현하는 것이다. 이기적 자아를 소멸하면 초월적 자아는 저절로 드러나게 되는데, 이기적 자아를 소멸하는 방법은 '이 세상의 모든 존재와 하나됨'의 합일 의식을 경험하는 것이다. 합일 의식을 경험하기 위해서는 앞에서 설명한 두 가지 방법이 있는데 하나는 절정 경험을 체험하는 것이요, 다른 하나는 고원의 의식을 경험하는 것이다.

절정 경험은 매우 기쁘고, 흥분되는 감격적 순간, 희열감, 환희감, 시간과 공간의식을 초월하고 깨달음을 수반하여 자기 의식이 없어지고, 거대한 존재와 합일감을 느끼며 조화와 통합의식 그리고 창조적 에너지를 발산하여 이기적 자아를 소멸하게 된다.

그러나 애석하게도 절정 경험의 지속시간이 매우 짧고 일시적이어서, 이기적 자아가 소멸되고 초월적 자아가 실현되는 시간이 매우 짧은 것이 문제이다.

반면에 고원의 경험은 모든 경험이 기적적이고 신비로운 것으로 느껴지는 감정의 상태이며 정서적 속성이 강한 절정 경험에 비해, 고원의 경험은 어떤 깨달음을 수반하는 인지적, 의지적 요소가 강하다. 현재의 순간에 대한 자각과 이완 상태를 영적인 자기계발의 요소로 여기며, 마치 곁에서 놀고 있는 소중한 아이를 바라보고 있는 엄마의 마음처럼 평온하고 고요하다.

이러한 고원의 경험은 고요, 평화, 안식(의식 수준 600)의 초월 의식을 지속적으로 경험하게 된다. 이러한 경험이 축적되면 이기적 자아가 소멸되고 이타적 자아가 새롭게 태어난다.

자신의 능력을 나를 위해 쓰는 것이 아니고, 어려운 사람을 위해 배려하는 데 사용하는 것이다. 인생만사의 무상함을 깨달아, 개인적 욕망을 포기하고 어려운 사람을 위해 힘을 쓴다. 나의 노력으로 얻은 성과를 인류복지를 위해 쓰는 것이다.

이것은 깨달음, 순수의식, 평화와 축복의 600~1,000의 초월 의식에서만이 가능한 일이다. 초월 의식에서는 자기 중심의 자아(에고)는 소멸하고, 타인을 위해 배려하는 이타적 자아가 생겨나며 자신의 욕망을 포기하여 초월형 행복을 얻는 것이다.

초월 의식은 삶의 경륜에 의해 다듬어지거나, 부단한 자기훈련으로 노력을 할 때 얻어지는 결과이다. 이러한 긍정의식의 경험이나 초월 의식의 자기 훈련 방법은 앞에서 설명하였고, '요가의 몸과 마음을 다스리기'에서도 다루고 있으니 참고하기 바란다.

모질고 거친 삶의 터전에서, 행복의 꽃을 피우기 위해서는 면역력이라는 밑거름이 필요하다. 이 밑거름은 화학비료가 아니라 자연산이다.

건강 증진을 위한 식이요법, 호흡법, 운동과 휴식의 균형, 물, 햇빛, 공기, 체온의 균형(한열균형), 해독과 정화, 오장육부 기능의 균형, 신체조성의 균형 그리고 긍정, 절제, 신념(영성)이 조화롭게 어우러진 밑거름이다.

이러한 밑거름이 버티고 있는 튼튼한 집에서 행복의 꽃을 피워보자. 그리하면 암에 걸려 고통스럽고 경제적 어려움에도 불구하고, 복권당첨금 전액을 기부하는 프랑스의 노부부처럼, 황금덩이를 배변기로 사용하는 인도의 성자처럼, 복된 삶을 누리며 그림같이 아름답게 살아갈 수 있을 것이다.

6. 삶의 뿌리부터 바꾸기

그러나 우리의 삶의 현장은 그림같이 아름답게 살아 갈 만큼 여유롭지 못하다. 치열한 경쟁 속에서 끊임없이 다툼을 하고, 스트레스의 무덤 속에서 살아가야 하는 것이 우리의 현실이다. 내 몸 하나 추스르기 어려운 세상에서 남을 돌보는 삶이라는 것은 꿈 같은 이야기일 수 있다.

그러나 아이러니하게도 사람이 사는 것은, 이러한 꿈이 있기에 사는 맛이 있다. 이러한 꿈마저 없다면 아무런 희망이 없이 막막하기만 하고 사는 게 사는 게 아닐 것이다. 그러하니 안 된다고만 생각하지 말고 꿈과 희망을 갖고 힘차게 일어서자. 꿈을 향하여, 희망을 위하여 실낱같이 가느다란 불빛이지만, 그래도 용기를 내서 힘차게 잡아보자.

그리고 끊임없이 노력하자. 꿈과 희망을 향하여 나아가자. 나아가되 무작정 나아가는 것이 아니라 지혜롭게 나아가자. 최소의 노력으로 최대의 효과를 얻을 수 있도록, 경제성의 원리를 추구하는 경영학적 기법으로 접근하는 것이다.

그러기 위해서는 지금까지 살아온 삶의 모습을 뒤돌아보고, 무엇이 문제이었는지 근본 원인을 규명하여 삶의 근원적 뿌리부터 새롭게 조명하는 것이다.

'제2의 인생'을 설계하는 것이다. 자신의 삶을 뿌리부터 혁신적으로 재설계(LPR)[178]하고 혁신적으로 관리(LMS)[179]하는데, 건강 증진 생활(HPLP)[180]을 통해 살맛이 나게 만드는 것이다. 삶의 궁극목표는 초월형 행복에 있다. 건강(Health)하고, 행복(Happy)하며, 사회적 봉사(Service)로 삶의 질(Quality)을 높이는 성공(Success)적인 삶을 살아가는 것이다. 이렇듯 삶의 뿌리부터 바꾸기는 100세 시대를 지혜롭고 아름답게 살아가기 위한 삶의 경영 노하우(Kow-How)이다.

그러한 의미에서 삶의 뿌리부터 바꾸는 실천적 혁신 과정(LPR)을 살펴보자.

LPR에서 삶의 근본뿌리부터 뒤바꿔줄 큰 목표를 세운다. 보람 있고 유익한 일인 소질을 계발하여 능력을 키우고 그 능력을 인류복지를 위해 기여하기 위한 목표를 세운다. '초월형 행복'이라는 커다란 목표를 잘게 쪼개서 조그맣게 만들면, 눈앞에 소망이 보이고 손끝에 희망이 닿는다. 이렇게 하면 쉽게 소망을 달성할 수 있고 쉽게 보람을 얻으며 쉽게 사는 재미를 느낄 수 있다.

이것이 스트레스를 받지 않고 행복하게 사는 지혜이다. 이렇게 건강하고 행복하게 여가를 즐기며 산다. 욕심을 버리고 남을 위하며 원만한 대인관계로 외로움도 달래면서 사는 재미가 쏠쏠하다. 삶의 향기가 느껴지고 아름다움이 스며든다.

이러한 삶의 혁신이 곧 '웰니스 혁명이요, 웰니스 패러다임'이다.

7. 에필로그

이제 서두에 이야기한 독자 자신이 가장 원하는 그리고 가장 바라는 미래의 모습을 상상해 보자. 타고난 소질을 계발하여 능력을 키우고 그 능력으로 남을 도와 내 행복을 챙기며 살아간다. 그러하니 사는 것이 여유롭고 뿌듯하며 즐겁고 행복하다.

사랑과 평화 그리고 나눔!

건강과 행복 그리고 아름다운 삶!

이 얼마나 고귀하고 아름다운 삶의 모습인가?

이러한 삶의 모습이 웰니스의 혁명이요, 웰니스의 패러다임이다. 건강하고 행복하게 아름다움을 추구하며 살아가는 삶! 상상만해도 가슴이 벅차오른다. 이러한 웰니스의 혁명이 그림의 떡이 아니라, 자신이 직접 먹을 수 있는 떡이라면 얼마나 좋겠는가? 그것은 독자에게 주어진 숙명의 길이 될 것이다. 기쁜 마음으로 받아들이고 실천하는 길만이 먹음직한 떡을 만드는 길이 될 것이다. 그래서 삶의 여정을 마무리 할 즈음 '내 인생 이것으로 족하다!' 이 한마디 남길 수 있으면 된다.

■ 맞춤 식단표

목표체중(BMI) : ( )kg(21kg/m²) 필요량 ( )kcal, 식품교환단위 :

* ☞ 음식 뒤에 있는 *표시는 염분함량이 높은 음식임.

☞ 자신에게 나쁜 음식에 x 표시를 하세요.

곡류군 100kcal	현미 30g(3큰술), 백미 30g(3큰술), 율무 30g(3큰술), 보리쌀 30g(3큰술), 찹쌀 30g(3큰술), 수수 30g(3큰술), 차조 30g(3큰술), 밀가루 30g(5큰술), 마른국수* 30g(가는 국수 63가닥), 녹말가루 30g(5큰술), 당면(마른 것) 30g(삶아서 1/2컵), 팥(붉은 것) 30g(3큰술), 식빵* 35g(1쪽), 시루떡 50g(1쪽), 인절미 50g(3개), 옥수수 50g(중 1/2), 밥(생것) 60g(중 6개 큰술), 쌀밥 70g(1/3공기), 고구마 100g(중 1/2개), 삶은 국수 90g(1/2공기), 토란 130g(1컵), 감자 30g(중 1개), 도토리묵 200g(1/2모),
어육 저지방 50kcal	소고기 40g(로스용 1장), 돼지고기 40g(로스용 1장), 닭고기 40g(소 1토막, 탁구공 크기), 토끼 40g, 개고기 40g, 굴비 15g(1/2토막), 뱅어포* 15g(1장), 북어 15g(1/2토막), 건오징어채* 15g, 잔멸치 15g(1/4컵), 가자미 50g(소 1토막), 광어 50g(소 1토막), 대구 50g(소 1토막), 동태 50g(소 1토막), 도미 50g(소 1토막), 병어 50g(소 1토막), 연어 50g(소 1토막), 참치 50g(소 1토막), 복어 50g(소 1토막), 조기 50g(소 1토막), 새우 50g(깐새우 1/4컵, 중새우3 마리), 문어 70g(1/3컵), 전복 70g(소 2개), 홍합 70g(1/3컵), 꽃게* 70g(소 1마리), 물오징어 50g(중 1토막), 생굴 70g(1/3컵), 낙지* 100g(1/2컵), 조갯살* 70g(1/3컵),
어육 중지방 75kcal	소고기(등심, 안심) 40g(로스용 1장), 소곱창 40g(4x12cm) , 햄(로스)* 40g(1쪽), 메추리알 40g(중 5개), 계란 55g(중 1개), 고등어 50g(소 1토막), 꽁치 50g(소 1토막), 도루묵 50g(소 1토막), 민어 50g(소 1토막), 삼치 50g(소 1토막), 이면수 50g(소 1토막), 장어 50g(소 1토막), 갈치 50g(소 1토막), 검정콩 50g(소 1토막), 두부 80g(1/6모), 순두부 200g(1컵),
어육 고지방 100kcal	치즈* 30g(3큰술), 프랑크소시지 40g(1과 1/2개), 소갈비 30g(1토막), 참치통조림* 50g(1/3컵), 꽁치통조림* 50g(1/3컵), 고등어통조림* 50g(1/3컵), 뱀장어 50g(소1토막), 유부 30g(6장),

채소군 20kcal	무말랭이 10g(불려서 1/3컵), 고추잎 25g(1/2컵), 더덕 25g(중 2개), 우엉 25g(지름3x8cm), 냉이 50g, 도라지(생) 50g(1/2컵), 두릅 50g, 무청 50g, 표고(생) 50g(지름5cm 10개), 아욱 50g(익혀서 1/3컵), 양파(중 1/2개), 케일 70g(잎 넓이30cm 1.5장), 깻잎 20g(잎넓이 10cm 20장), 가지 70g(지름3x10cm), 깍두기 50g, 고구마순 70g(익혀서 1/3컵), 고사리(삶은 것) 70g(1/3컵), 근대 70g(익혀서1/3컵), 느타리 70g(익혀서 1/3컵), 단무지 70g(익혀서 1/3컵), 당근 70g(4x5cm), 무 70g(익혀서 1/3컵), 물미역 70g, 미나리 70g(익혀서 1/3컵), 부추 70g(익혀서1/3컵), 싸리버섯 70g, 샐러리 70g(길이6cm 6개), 숙주 70g(익혀서 1/3컵), 쑥갓 70g(익혀서1/3컵), 시금치 70g(익혀서 1/3컵), 양배추 70g(익혀서 2/5컵), 양송이 70g(중 3개), 연근 50g(6x4x0.5cm), 열무 70g, 취(생) 70g, 콩나물 70g(익혀서 2/5컵), 포기김치 70g, 풋고추 70g(중7~8개), 피망 70g(중 2개), 애호박 70g(6.5x2.5cm), 달래70g
지방군 45kcal	들기름 5g(1작은술), 참기름 5g(1작은술) , 식용유(대두유) 5g(1작은술), 마가린 6g(1.5작은술) , 버터 6g(1.5작은술),마요네즈 7g(1.5작은술), 베이컨 7g(1조각),땅콩버터 7g, 참깨 8g(1큰술), 잣 8g(1큰술), 호두 8g(대1개), 땅콩 10g(1큰술),
우유군 125kcal	우유 200g(1컵), 무가당유 200g(1컵),무당연유 100g(1/1컵), 전지분유 25g(5큰술), 조제분유 25g(5큰술), 탈지분유 25g(5큰술), 탈지우유 200g(5큰술)
과일군 50kcal	배 50g(중 1/4개), 건대추 20g(중 8~9알, 소 14알), 건포도 20g(1.5큰술), 자두 80g(대 2개), 생대추 60g(중8~9알), 바나나 60g(중 1/2개), 포도 100g(19알), 단감 80g(중 1/2개), 귤100g(중 1개), 사과 100g(중 1/3개), 사과주스 100g(1/2컵), 오렌지 100g(대1/2개), 오렌지주스(무가당) 100g(1/2컵), 인애플 100g(1쪽1* 10cm), 파인애플주스 100g(1/2컵), 자몽 120g(중 1/2개), 멜론 120g(중 1/4개), 앵두 120g(1컵), 참외 120g(소 1/2개), 복숭아(황도) 150g(중 1개), 살구 150g(4~5개), 딸기 150g(10개), 토마토주스* 200g(1컵), 토마토 250g(대 1개), 수박 250g(대 1쪽)

34 성낙봉, 「건강 영향요인의 인과모형 분석 및 건강증진 시스템 구축」, 대전대학교 대학원 박사학위논문(2015).

35 활동의 대상의 상태, 행동 및 구체적인 사안에 대한 조사 및 감시를 통하여 모니터링 대상에 대한 충고 및 경고나 주의를 주며 관리하는 일련의 활동을 지칭한다. 일반적으로 데이터 처리 시스템의 움직임을 관찰·통제·검증하는 것. 구체적으로 감시하고 측정하는 것을 모니터링이라고 함.

36 한국정보통신산업진흥원, 웰니스 산업의 비즈니스모델 분석을 통한 산업 발전 방안 연구(2012), p. 5.

37 성낙봉, 「림스요가가 심신건강에 미치는 효과」, 대전대학교 보건의료대학원 석사학위논문(2011), p. 15.

38 바이탈사인Vital Signs, 혈압, 맥박수, 호흡수, 체온 등으로 생명유지에 필수적인 요건이다.

39 body mass index, 키와 몸무게를 비교하여 지방의 양을 추정하는 비만 측정법.

40 몸 안에서 기혈이 순환하는 통로로, 각 장부와 연결하여 통로를 구성한다.

41 경락에서 기혈이 신체의 표면에 모여서 통과하는 자리로 해당 경락의 에너지 집중점.

42 에너지, 해부학적으로는 규명되지 않는 비물질적 존재로서, 감각적 경험에 의해 규명된 것.

43 손가락의 가로 넓이나 손가락 마디의 길이로 측량하는 방법.

44 춘추전국시대에 활약하던 음양가陰陽家의 논리에 맞춰 옛부터 전승되던 것을 모아 엮은 책(B.C. 770-221)으로 후대에 계속 증보됨. 『소문』素問과 『영추』靈樞 두 부분으로 나뉘며 각각 9권 162편으로 구성되어 있다. 『소문』은 음양 오행설을 토대로 인체생리·병리·진단·치료에 대해 논술하여 중국 의학이론의 기초를 형성하였고, 『영추』는 경락 등의 침법을 다루어 침경針經이라고 함.

45 중국 후한 때의 장중경張仲景이 지은 의학 서적. 열성 전염병 따위의 질환에 대한 치료법을 적은 것으로 모두 열 권으로 되어 있다. 외감성 열병의 식별과 치료법에 대한 10권의 책. 『상한잡병론』傷寒雜病論.

46 당 고종 영휘 3년(서기 652년)에 손사막은 『비급천금요방』備急千金要方을 완성. 총 30권으로 230여 문門에 걸쳐, 5,300여 수首의 방론方論을 포함. 질병의 예방, 진단, 용약처방, 침구 및 식이요법 등을 기록.

47 중국 원나라 두청벽杜淸碧이 1341년에 편찬한 의서로 설진舌診 전문서.

48 음정陰精이 휴손虧損되어 허열虛熱이 매우 심한 병중.

49 One Stop, 한번의(동시에) 방문으로 여러 가지 일을 해결하는 것.

50 미국립보건원(NIH)산하의 NCCAM(National Center for Complementary and Alternative Medicine, 국립보완대체의학센터 1999년 설립)에서는 전통의학(중의학, 아유르 베다 의학 등), 수기의학, 에너지의학, 생물의학, 심신의학의 5영역으로 분류함.

51 Fredrickson & Levenson, 1998; Tugad & Fredrickson, 2004: 원상복구가설 주장,

긍정 정서가 부정 정서의 유해한 영향에 대해 해독제 역할을 한다.

52 Kendall, Howard, & Hays(1989).

53 뇌에 있는 조직으로 체온, 호흡, 혈압, 맥박 등의 활력을 조절하는 조직.

54 체내에 광범위하게 분포하는 여러 기관들의 활성을 통합·조절하고 생체 내의 항상성 유지에 중요한 역할을 하는 호르몬을 분비하는 여러 샘(腺)들의 모임.

55 배꼽 아래로 3치를 정도의 위치.

56 인체의 내부 환경을 일정하게 유지하는 기능을 하며, 교감신경과 부교감신경으로 구성되어 길항작용을 한다.

57 횡경막을 위와 아래로 움직여서 폐활량을 높이는 호흡법.

58 교감신경을 억제하고 소화 작용을 촉진하는 기능.

59 혈압 상승, 혈관 수축, 괄약근의 수축 등을 한다.

60 음양설은 음과 양의 확장과 소멸에 의해 우주나 인간의 모든 현상이 결정된다는 이론이고, 오행설은 목木·화火·토土·금金·수水의 다섯 가지의 속성이 음양 원리에 따라 작용함으로써 우주가 생성하고 소멸하게 된다는 이론.

61 김남수, 『생활 침뜸 의학』, 서울, 보성사(1999).

62 앞의 책.

63 허준, 이제마와 함께 조선의 3대 의성으로 꼽힘. 기록은 거의 남지 않고, 사명대사의 속가 제자라는 설이 있고 본명은 '황정학'이라는 설이 있다. 『사암도인 침구요결』 저술.

64 질병의 원인을 찾기 어려운 상황에서 표면에 나타난 증상만을 가지고 이에 대응하여 치료하는 방법.

65 경맥에 있는 다섯 종류의 혈. 정井·영榮·수輸·경經·합合의 다섯 혈에 목·화·토·금·수의 다섯 종류의 혈을 배당한 것.

66 중국 고전의학서로 춘추전국시대 편작이 저술했다고 한다. 『황제내경』의 가장 난해한 81가지를 뽑아서 문답형식으로 서술.

67 오행의 관계에서 상생은 목·화·토·금·수로 배열하여, 목을 중심으로 화는 아들(子)이고 수는 어미(母)이다. 이들의 관계를 모자관계라고 한다. 상극은 나를 견제하고 있는 행을 의미하는데, 목을 중심으로 보았을 때 금극목 관계에 있는 금이 상극관계에 있다고 한다. 다른 것들도 같은 방법으로 생각하면 됨.

68 두 발을 벌리고 서서 양손을 머리 위로 올려 내쉬면서 상체를 옆으로 기울여 옆구리를 늘려 주는 자세.

69 Aur는 삶, vada 는 앎, 과학 즉 생활과학이 『아유르 베다』이다.

70 인도의 브라만교의 근본 성전聖典인 네 가지 베다 중 가장 오래된 것. 인드라 등 천지자연의 신들을 찬미하는 시를 모은 것으로, 인도사상의 원천이 되었다. 기원전 1500~1000년경에 성립되었다.

71 인도 브라만교의 네 가지 베다 가운데 하나로서, 주로 찬가로 된 베다.

72 인도 브라만교의 성전인 베다를 구성하는 4부 중의 하나. 제사의 법식과 제사

때 쓰이는 노래를 모은 것이다.

73 인도의 베다에서 유래하고 있으며 신비한 힘이 담긴 단어라고 여기고, 불교에서는 진언이라고 한다. '옴, 소함' 등 많은 만뜨라가 있다.

74 고대 인도 브라만교의 네 가지 최고 경전 중 하나. 재난을 막고 쾌락과 행복을 얻기 위한 주문 따위를 모은 것이다. 기원전 1500년경에 핵심 내용이 형성되었고 기원전 12세기에서 10세기에 대부분의 내용이 구성되었다.

75 인도 『아타르바 베다』에서 거론된 에너지 포인트로 한의학의 경혈과 유사 개념이다. 7,200개의 포인트를 자극하여 근육의 경결을 풀어주는 등 마사지나 침의 자극 포인트로 활용.

76 인도 고대 경전으로 기원 전 2세기부터 기원 후 2세기 후반에 성립된 것으로 추측한다. 빠딴잘리가 편집했다는 설이 있다. 「삼매품」, 「실수품」, 「초능력품」, 「독존품」의 4장 195절로 구성되어 있다.

77 『따이뜨리야 우파니샤드』Taittirīya upaniṣad에 나오는 내용으로 인간의 육신은 양파 껍질처럼 다섯 가지 계층으로 구성되어 있다고 하고 지복층anandamaya kosa, 지성층vijnanamaya kosa, 마음층manomaya kosa, 생기층pranamaya kosa, 육체층annamaya kosa으로 구분한다.

78 성낙봉(2007), 『자기정화와 요가』, 서울, 여래, p160

79 성낙봉, 서종순, 정기환, 이종석, 신규덕, 이현숙, 「One-Stop 맞춤요가가 근골격계 질환을 가진 비만환자의 신체조성, 혈압, 혈액변인, 체력, 삶의 만족도에 미치는 영향」, 대한운동학회, 15(1): 45-56, 2013.

80 HDL-C : High density lipoprotein, 콜레스테롤을 세포조직에서 꺼내어 간으로 보내고 간에서 몸 밖으로 배설시키는 일을 한다.

81 간이나 담도에 질환이 있으면 다른 효소보다 빨리 이상치를 보인다. 특히 지방간이나 약물과용 상태를 알아보는 지수로 활용.

82 쁘라나(氣)에 대한 지식이라는 의미이며, 중국의 기공이나 일본의 레이키처럼 기에 의한 질병 치료 기술을 의미한다.

83 잠들고 있는 상태와 각성 상태의 중간 상태, 생리학적으로 대뇌는 현재의식을 관장하는 신피질의 일부분을 남기고 휴식한 상태이며 그것으로 인해 잠재의식으로 형성된 구피질과의 연락 통로가 열려진 상태.

84 슈만이 발견한 지구와 전리층 사이에 일어나는 파동이 7~10헬즈 사이의 주파수 공명대를 말함.

85 두뇌의 시상하부 조직의 기능이 멈추고, 우주 에너지와 자유롭게 교감하는 의식 상태를 말함.

86 허버트 프로리히가 주장하는 것으로, 생체 매트릭스가 위상의 진동파 즉, 레이저와 같은 진동파를 발생시킨다는 함. 진동에 의해 전해지는 정보를 통해 균형을 유지함으로써, 전신의 방어 기능이나 회복 기능에 직접적으로 영향을 줄 수 있다고 한다.

87 James L. Oschman, 김영설, 박영배 역, 『놀라운 에너지 의학의 세계』, 노보컨설
팅(2005). pp. 121~123.

88 병에 걸리지 않고 건강하게 오래 살도록 몸 관리를 잘함, 좋은 생활습관.

89 허증(虛症·한寒·음증症陰)으로 금金(폐, 대장), 수水(신장)이 약하다. 방광 오자스
(영양분).

90 기(바유)를 다섯 가지로 말하는데 아빠나, 사마나, 쁘라나, 우다나, 브야나 바유
가 있고, 각각 작용하는 위치와 기관이 다르다. 아파나 바유는 생리, 배설, 대
장, 성기 등을 담당하는 하강하려는 에너지이다.

91 한쪽 다리는 반대쪽 허벅지에 대고, 반대 발로 서서, 양손은 머리 위로 올려
깍지를 끼고 균형을 잡는 자세.

92 요가의 잠이라고 하는 Yoga Nidra 수련의 6단계에 해당되는 심상 수련법, 저장
된 무의식적인 마음의 내용을 드러내기 위한 중요한 행법.

93 Yoga Nidra 수련의 2단계와 7단계에서 행하는 새로운 각오를 다짐하는 수련법.

94 씨앗이 되는 만뜨라, 단 음절로 되어 있다.

95 에너지의 흐름이 막혀서 체증을 일으키는 현상. 이 상태가 지속되면 열이 오
르게 되고 열증으로 이환된다.

96 사물을 구분하는 능력으로 요가에서는 변하는 것과 변하지 않는 것은 구분하
는 능력을 말함.

97 요가의 동작수련을 정해진 순서에 따라 빠른 속도로 수련한다.

98 숨을 마신 상태에서 숨을 멈추는 요가 행법.

99 숨을 내쉰 상태에서 숨을 멈추고 복부근육을 등으로 당기고 횡경막을 위로 끌
어 올리는 행법.

100 요가의 정화법 중의 하나로 소화관 내의 이물질을 청소하는 방법으로, 빈속에
소금물을 마시고, 요가의 5가지 동작을 8회씩 하고, 다시 소금물을 3컵 마시고
5동작을 8회씩 3세트 이상 실시하는 행법.

101 침구법에서 경락의 힘을 보태주는 보법이 있고, 감해주는 사법이 있다. 여기서
는 대장과 신장의 기운을 감해 주는 방법을 말한다.

102 아유르 베다에서 오자스Ojas는 쁘라나(氣)의 도움을 받아 생식과 면역을 담당하
는 기능을 한다. 오자스의 장애 시 질병을 유발한다. 식물이 흡수된 최후의 영
양물질을 의미함. 알부민, 글로블린, 호르몬 등.

103 교호 호흡 자세에서 오른쪽 코로 하는 호흡으로, 양의 에너지인 따뜻하게 해주
는 효과가 있다.

104 '요가식 잠', 제감 수련법으로 준비, 쌍칼파, 의식순환, 호흡, 반대의식 경험, 시
각화, 쌍칼파, 마무리의 8단계로 수련한다.

105 아유르 베다 의학에서 독소를 의미. 소화되지 않은 음식 찌꺼기이다. 음식찌꺼
기가 혈액을 따라 전신으로 순환하면서 질병을 유발한다. 반아마식이요법이란
아마가 생기지 않도록 하는 식이요법을 말함.

106 불에 의한 내장 청소법, 날숨에 배를 등을 향해서 빠르게 움직이는 수련.

107 날숨에 복직근을 세워서 복부를 마사지하는 수련.

108 Light Miller ND, & Bryan Miller, DC, Ayuraveda Aromatherapy, Lotus, 1995, p91. 을 참고하여 필자가 보완함. 에센스 오일의 분류는 p88~91을 참조함. 균형회복은 p91의 그림을 참조.

109 E. Joy Bowles, The Chemistry of Aromatherapeutic Oils, Allen & Unwin,, 2003, p190~200을 참고 하여 한의학 개념을 부가하여 저자가 조합한 그림임.

110 정맥이 주위의 압력을 받아 좁아지거나 정맥 안의 혈액이 굳어 막히는 것 등이 원인이 되어 장기나 조직에 혈액이 고이게 되는 증세.

111 감정, 행동동기, 기억, 후각 등의 중추.

112 운동영역, 감각영역, 사고 연합영역 등의 중추.

113 음식 섭취, 수면, 정신의 각성, 체온 조절 등.

114 시상하부의 뉴런에 의해 통제됨, 139종의 호르몬의 생성 및 분비.

115 식물의 열매, 잎, 줄기, 꽃, 뿌리 등을 압축 또는 증류하여 만든 방향성이 강한 순수 식물성 추출액. 에센셜 오일을 이용하여 몸과 마음을 치유 또는 개선하는데 사용한다.

116 캐리어 오일(Carrier, 베이스 오일)은 에센셜 오일을 피부에 직접 바르면 해가 될 수 있는 것들에 섞어서 사용하는 오일이다. 에센셜 오일을 보다 빠르고 깊이 침투시킬 수 있도록 도와주는 매개체라고 할 수 있음.

117 아로마 오일의 휘발성의 정도에 따라 단계적으로 발산이 일어나는데 이러한 향에 대한 느낌을 노트라고 함.

118 주명숙, 「아로마 마사지가 중년여성 고혈압환자의 가정혈압, 활동혈압 및 수면에 미치는 영향」, 을지대학교 대학원, 박사학위논문(2012),

119 중국 최고最古의 본초서本草書. 동한말년에 신농씨의 저작인양 이름이 붙여졌다. 365종의 약품을 상 · 중 · 하의 삼품으로 나누어 각각 기미氣味와 약효와 이명異名을 서술하였다.

120 파로티스protis라는 독일어에서 유래. 17종의 아미노산으로 구성된 글로블린성 단백질.

121 산처럼 바르게 선 자세. 차렷자세로 무릎 맞대고 엉덩이는 수축한다. 배를 당기고 가슴은 앞으로 내밀어 양발에 체중을 고르게 싣고, 자연스런 호흡을 하는 자세.

122 바르게 서서 한쪽 발을 반대쪽 허벅지에 붙이고, 두 손을 기도하듯이 가슴 앞으로 모아서 머리 위로 들어 올리고 1분간 유지하는 자세.

123 서서 상체를 앞으로 굽혀 이마가 무릎에 닿을 정도로 숙이고 1~2분간 유지.

124 양팔을 모은 상태에서 귀 옆으로 팔꿈치를 길게 늘리고, 머리 위로 양손을 합장하고, 다리를 뒤로 보내면서 상체를 천천히 낮춰서 골반과 다리와 팔이 지면과 수평을 이루게 하는 자세. 몸의 조화, 균형, 평형, 힘을 길러주고, 발목, 무

릎관절을 강화시켜 관절염을 예방한다.

125 두 다리를 앞으로 펴고 앉아서 상체를 앞으로 구부려 발가락을 잡는 자세. 발
끝에서 목 뒤까지 근육을 늘려주는 효과가 있어서 요통 완화, 소화, 변비 등에
효과적인 자세

126 태양Surya 인사, 경배Namaskara: 모든 생명체에게 생명을 불어 넣어준 태양에
게 경의와 존경을 표함. 혈액 순환, 소화기능 등 우리의 내장기능을 향상시키
고 몸과 마음을 편안하고 고요하게 만들어 주며 힘과 활력을 불러일으킴.

127 수화의 음양기운을 교류시켜 건강한 생명을 유지하기 위한 인체의 기혈 순환
원리. 아래의 물 기운은 위로 올라가고 위의 불기운은 아래로 내려가서 머리
는 시원하고 배는 따뜻해야 한다는 뜻.

128 경추 3번에서 7번에서 시작하여 갈비뼈 1~3번에 붙어 있는 근육. 정·중·후
사각근 3개가 있음.

129 귀 뒤의 외측 유양돌기에서 가슴 중앙의 흉골부와 쇄골부에 부착.

130 음기가 허하여 열이 발생하는 증상. 상열감을 느끼게 된다. 화가 위로 치솟는
현상.

131 생체의 주된 조직이나 기관은 결합조직이라는 전신에 퍼져 있는 섬유조직의
연속체이며, 각 세포의 내부에까지 연결되어 있다. 생체에서 움직임도 결합조
직에 걸리는 장력에 의해 일어난다.

132 1948년 R. 벅크민스터 풀러가 고안한 구조 에너지의 개념. 텐트 모양의 구조에
활용됨. 인체에서는 연속된 인장재(힘줄)와 불연속의 압축 제(뼈)로 구성 됨. 이
러한 구조에 의해 외부압력에 대해 효율적으로 대응할 수 있는 동적으로 안정
된 구조물이 된다.

133 송과선에서 생성, 분비되는 호르몬으로 밤과 낮의 길이나 계절에 따른 일조시
간의 변화 등과 같은 광주기를 감지하여 생식활동의 일주성, 연주성 등 생체리
듬에 관여한다. 현재 그 존재가 확인된 유일한 송과선 호르몬으로 알려져 있
다. 수면을 조절하고 지나치면 우울증을 유발한다.

134 요가의 샷트 까르마Shat karma라고 하는 여섯 가지 정화법 중에 비강을 청소하
는 방법. 『하타요가 프라디피카』제2장 19절에서 36절 혹은 37절 까지 6가지
정화법에 대하여 설명하고 있음.

135 엉덩이 뼈는 좌골과 치골이 있는데, 이 두 뼈가 항아리 모양을 유지하도록 잡
아 주는 근육들.

136 복부 안쪽에서 가로로 연결되어 있는 근육으로 허리와 골반의 안정을 유지하
여 신체의 안정화에 기여하는 근육.

137 숨을 내쉬고 복부를 등으로 끌어 당겨서 끌어 올리는 수련법.

138 인도의 베다Veda 신화에 나오는 불의 신. 요가에서는 소화의 불이라고 하여 소
화력을 의미하기고 함.

139 부신수질의 호르몬 C9H13NO3. 별칭은 에피네프린. 혈당의 상승작용, 심장박

출력 증가작용이 있으며, 교감신경의 말단에서 분비되어 근육에 자극을 전달한다.

140 대한 자연 치료의학회 회장인 서재걸 박사의 레시피이다.

141 허벅지 앞쪽에 있는 4개의 근육으로 대퇴직근·외측광근·내측광근·중간광근의 4개 근육으로 구성됨.

142 어깨 등 위쪽에 있는 삼각형의 넓적한 뼈이며 어깨뼈라고도 한다.

143 젖산은 무산소 상태에서 근력운동을 할 때, 글리코겐이 근육에서 분해되면서 생성되는 물질이다. 이것은 혈액에서 유산염이라는 염의 형태로 발생하며, 간에서 글리코겐으로 다시 변할 수 있다. 젖산역치는 이러한 무산소 근력운동 중 생산되는 젖산의 양이 젖산을 제거하는 양을 초과하는 시점이다. 즉 젖산이 쌓이기 시작하는 시점임.

144 최대심박수 = 220 - 나이.

145 허벅지 뒤쪽에 있는 3개 근육. 대퇴이두근·반건양근·반막양근·햄스트링이라고도 함.

146 대퇴골과 무릎골 뒤에서부터 시작해서 종아리의 다른 근육인 가자미근에 합류하여 뒤꿈치의 아킬레스건에 붙어 있다.

147 장딴지 뼈인 경골과 비골의 윗부분에서 시작되어 장딴지근과 합쳐져서 아킬레스건을 통해 발뒤꿈치에 붙는다,

148 장두·외측두·내측두의 세 가지로 나누어져, 어깨에 붙어서 팔을 들어 올리는 3개의 근육.

149 대흉근과 소흉근이 있는데 가슴에 붙어 있는 근육, 대흉근은 가슴의 윗부분을 가로지르고 팔의 뒤쪽 융기에 붙어 있고, 소흉근은 대흉근 밑에 있고 견갑골에 붙어 있다.

150 엉덩이 근육으로 대둔근·중둔근·소둔근으로 구성되어 있다. 대둔근이 전체를 덮고 있는 가장 큰 근육이고, 중둔근은 그 속에 있는 절반 크기이고, 소둔근은 중둔근의 절반 크기이다.

151 어깨뼈를 모든 방향으로 움직이게 하는 삼각형의 근육.

152 갈비뼈에서 비스듬하게 복부 내측으로 향하여 장골이나 치골에 부착하는 근육이고, 내복사근은 장요근막이나 서혜인대에서 시작하여 중안으로 비스듬하게 올라가면 다른 복근들의 건막과 합쳐진다.

153 허벅지 안쪽에 있는 치골과 골반의 아랫부분 뼈인 좌골에서 시작하여 대퇴골에 부착되는 대뇌전근·단내전근·장내전근·박근을 일컫는다.

154 대요근·소요근·장골근의 3가지 근육을 말하는데 요추에서 시작하여 천골과 장골, 고관절에 부착되는 허리근육.

155 전상장골근(ASIS) 외측과 장골능에서 시작하여 무릎인대에 붙는다.

156 척추와 견갑골 사이에 있는 마름모꼴의 근육.

157 허리 네모근이라고 하며, 장골능에서 시작하여 12번째 갈비뼈와 요추 횡돌기

에 부착.

158 하타는 해와 달을 뜻하는 것으로, 음양의 균형을 이루기 위한 신체적 요가 수련 방법이다. 고라크나크(인도, 12세기)에서 시작되었다고 하며 금계, 권계, 아사나, 호흡법을 수련한다.

159 '특별한 방법으로 두다'라는 의미로, 호흡의 리드미컬한 흐름을 중심으로, 끊어짐이 없이 이어지는 아사나 수련이 특징이다. 이때 호흡은 승리호흡을 한다.

160 단조로운 톤으로 반복 염송하는 것. 찬송가 또는 신의 이름을 염송하는 것.

161 성기와 항문의 중간 지점을 한의학에서는 음의 기운이 모이는 곳이라고 하여 회음혈이라고 하고, 요가에서는 물라다라 짜끄라라고 하며, 여성(음)의 생명 에너지의 잠들어 있는 곳이라고 한다.

162 인도 딴뜨라 경전에서는 인체를 소우주로 본다. 음과 양의 기운이 존재하는데, 음의 기운은 샥티라고 하여 회음부에 있는 것을 꾼달리니라고 하며 생명력이라 한다. 양의 기운은 쉬바라고 하여 남성 에너지로 보고 정수리에 존재한다고 한다. 따라서 딴뜨라 요가는 음의 기운인 꾼달리니를 일깨워 척추를 타고 상승하여, 정수리의 양의 기운과 결합을 하도록 하기 위한 수행법이다.

163 흉부에서 목까지 작용하여 호흡, 혈액 순환, 생명에너지를 흡수한다.

164 목에서 머리로 향하는 에너지 흐름. 상승기류이다. 성대, 공기와 음식물 유입, 뇌의 기능을 지배한다.

165 만뜨라Mantra로 소리의 진동을 일으켜, 에너지체계에 긍정적 변화를 주는 수련법이다. 긴장된 마음이 이완되고 정신적, 육체적으로 편안한 상태가 되어, 의식의 내면 깊숙이 억압되어 있는 부정적 콤플렉스를 해소한다. 몸과 마음의 항상성을 회복하기 위해 기준점으로 돌아오도록 조절하는 좋은 방법이다.

166 '뜨라따까'Trataka라는 말은 '꾸준히 응시하다'라는 뜻이다. 뜨라따까는 집중력을 계발하는 수련이다. 마음의 에너지가 여기저기 흩어지려고 하는 것을, 한곳으로 모아서 거대한 에너지가 되도록 만드는 훈련이다. 부정적인 방향으로 흘러가고 있는 마음을 긍정적인 방향으로 흐르도록 전환하기 위해서는 힘이 필요하다. 어느 하나의 대상에 마음을 집중을 하게 되면, 에너지가 하나로 모아져 마음이 고요해지고 편안해진다. 긍정과 부정의 균형이 깨진 상태에서 집중력이 생겨나고 마음이 편안하게 이완이 되면 에너지와 마음의 항상성이 균형을 회복하게 된다.

167 불교 수행법으로 변화가 일어나는 순간을 알아차리는 것으로, '통찰해서 보는 것'이라는 직관력을 의미한다. 몸, 느낌, 마음, 생각 등 변화가 일어난 순간을 알아차리고 본래의 자리로 돌아온다. 몸과 마음 등의 영역에서 변화가 일어나면 일어난 순간을 '알아차림'하여 본래의 기준점으로 돌아오도록 마음챙김을 하는 수행법이다.

168 밖으로 향하고 있는 마음을 내면으로 이끌어 들이는 감각 제어 수련이다. 안따르 모운의 의미를 살펴보면, 안따르Antar는 '내면의'라는 뜻이고, 모운-Mouna

은 '침묵'이라는 뜻을 지니고 있다. 본인 스스로 수련할 수도 있지만, 초보자는 안내자나 녹음된 안내를 들으면서 수련하는 것이 좋다. 몸과 마음을 이완하고 내면 깊이 내재된 부정적 콤플렉스와 정신적 트라우마를 자각하여 긍정적 자아로 변신하기 위해 좋은 행법이다.

169 『요가 수뜨라』라고 하는 요가 경전에서는 요가 수련을 8단계로 분류하는데, 1단계에서 5단계를 외면 요가, 6단계에서 8단계를 내면 요가라고 한다. 요가 니드라, 아자빠 자빠, 안따르 모운, 뜨라따까 등은 5단계로 외면으로 향한 감각을, 내면으로 들어가도록 하는 수련이다.

170 오로빈도(1872~1950년): 인도의 철학자 · 시인 · 독립운동가 · 요가 지도자. '통합 요가'integral yoga를 주장

171 의학용어로는 '외상外傷'을 뜻하나, 심리학에서는 '정신적 외상'을 뜻함.

172 용타스님, 『마음 알기 다루기 나누기』, 서울, 대원사(2013).

173 김상운, 『왓칭』, 정신세계사(2013), p. 117.

174 DRT: deep relaxation training, 깊은 휴식(이완) 수련.

175 마틴 셀리그만MARTIN E. P. SELIGMAN 등은 6가지 미덕 속에서 24강점을 추출함. 이것을 계발함으로써 긍정적 정서를 높일 수 있고, 만족에 이르는 길을 찾는 것이 행복에 이르는 길이라고 함.

176 VIA(Virtues in Action): Petrson & Seligman의 주도하에 인간의 긍정적 특질에 대한 분류체계를 개발. 상위 핵심덕목 6개가 있고, 24개의 하위강점이 있다.

177 긍정심리학자 미하이 칙센트 미하이Mihaly Csikszentmihalyi의 주장. 시간의 흐름도 잊을 만큼 몰입한다는 의미의 용어.

178 저자가 만들어낸 신조어이다. 혁신적 삶의 재설계를 의미이다.

179 저자가 만들어낸 신조어이다. 삶의 혁신적 관리 시스템이라는 의미이다.

180 건강 증진 생활의 약어이다.

[그림 9] 건강증진 시스템 모형

❖건강증진시스템 인과모형

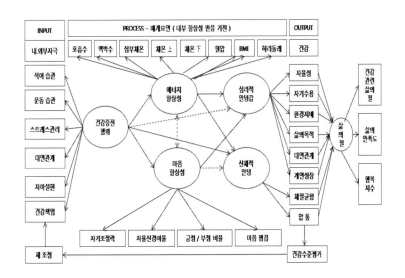

[그림10] 무병장수로 가는 여섯 갈래의 길

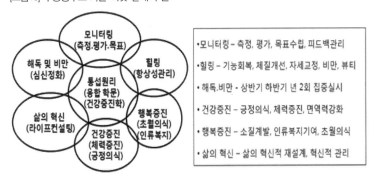

- 모니터링 – 측정, 평가, 목표수립, 피드백관리
- 힐링 – 기능회복, 체질개선, 자세교정, 비만, 뷰티
- 해독.비만 – 상반기 하반기 년 2회 집중실시
- 건강증진 – 긍정의식, 체력증진, 면역력강화
- 행복증진 – 소질계발, 인류복지기여, 초월의식
- 삶의 혁신 – 삶의 혁신적 재설계, 혁신적 관리

[그림 11] 웰니스 프로세스

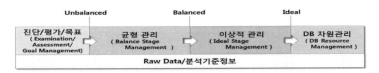

[그림 12] 삶의 모니터링 계통도

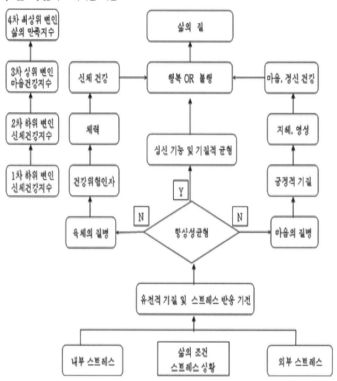

[그림13] 음양 오행 귀속 표(상생과 상극의 역학관계)

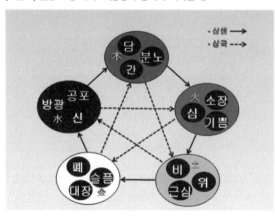

210 내몸을 살리는 여섯 가지 요법

[그림 14] 통합요가모형(Integrated Approach of Yoga Model)

		금계	권계	자세	호흡	제감	집중	선정	삼매
통합적 관점	정화		무드라, 반다 (에너지의 흐름조절- 의식집중, 호흡, 동작)						
		생활요가 (삶의 혁신)	하타요가 (신체적 수련)		라자요가 (의식심화수련)				의식 확장
		도덕, 윤리, 규범 절제된 생활습관 식이요법(영양학) 행동요법(심리학) 목표관리(경영학) (시스템적 접근)	(의식확장수련) 딴뜨라 요가(꾼달리니 요가, 만뜨라, 자빠, 얀뜨라) 갸나 요가, 까르마 요가, 박티 요가 경전학습, 삿상, 기쁜 마음으로 일하기, 봉사 보편적 사랑의 실천, 심리요법, 요가상담 치유 요가 - 아유르 베다, 의학, 한의학 보완대체의학						
전인적 관점		물질층 정화 마음층 정화 사회층 정화	물질층 정화 3도사 균형	생기층 물질층 마음층 정화	마음층 정화 3구나 균형	마음층, 지혜층 정화 무지제거, 무상 욕망포기, Ego소멸			환희층 정화 업소멸 무종자 삼매

[그림 15] 화학적 성분에 따른 아로마 분석(아유르 베다(한의학)와 아로마 허브)

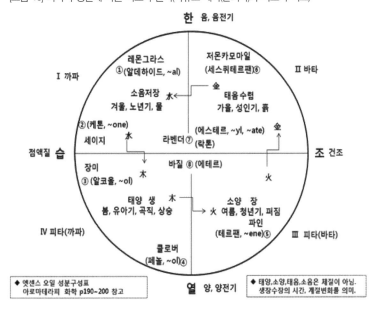

◆ 엣센스 오일 성분구성표
아로마테라피 화학 p190~200 참고

◆ 태양,소양,태음,소음은 체질이 아님.
생장수장의 시간, 계절변화를 의미.

【근육과 요가 동작】 압통 측정 위치

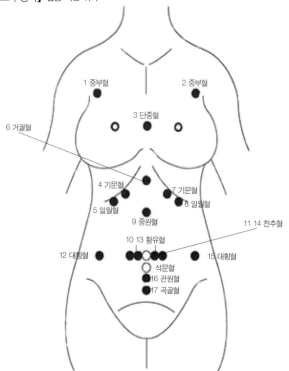

1 중부혈 2 중부혈
3 단중혈
6 거궐혈
4 기문혈 7 기문혈
5 일월혈 8 일월혈
9 중완혈
11 14 천추혈
10 13 황유혈
12 대횡혈 15 대횡혈
석문혈
16 관원혈
17 곡골혈

출처: 움직이는 요가 근육 / 원디대자세수정프로그램 / 제주사람들 간/ 297, 64P

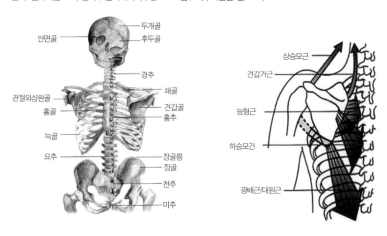

두개골
안면골 후두골
경추
관절와상완골 쇄골
흉골 견갑골
흉추
늑골
요추 장골릉
장골
천추
미추

상승모근
견갑거근
능형근
하승모건
광배근/대원근

212 내몸을 살리는 여섯 가지 요법

출처: 움직이는 요가 근육 / 원디대자세수정프로그램 / 제주사람들 / 32, 304P

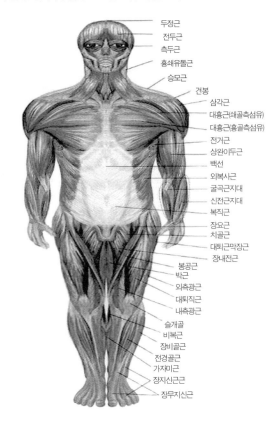

두정근
전두근
측두근
흉쇄유돌근
승모근
견봉
삼각근
대흉근(쇄골측수섬유)
대흉근(흉골측섬유)
전거근
상완이두근
백선
외복사근
굴곡근지대
신전근지대
복직근
장요근
치골근
대퇴근막장근
장내전근
봉공근
박근
외측광근
대퇴직근
내측광근
슬개골
비복근
장비골근
전경골근
가자미근
장지신근근
장무지신근

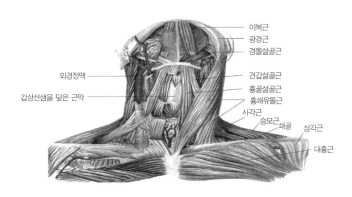

이복근
광경근
경돌설골근
견갑설골근
흉골설골근
흉쇄유돌근
사각근
외경정맥
갑상선샘을 덮은 근막
승모근
쇄골
삼각근
대흉근

출처: 움직이는 요가 근육 / 원디대자세수정프로그램 / 제주사람들 / 365, 196P

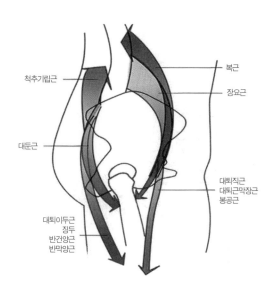

척추기립근
복근
장요근
대둔근
대퇴직근
대퇴근막장근
봉공근
대퇴이두근
징두
반건양근
반막양근

(출처: 하지와 골반의 요가운동처방 / 오성호 /
가이드 / 168P)

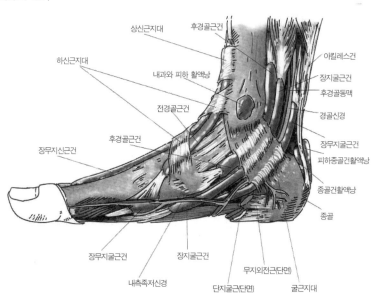

상신근지대
후경골근건
하신근지대
아킬레스건
내과와 피하 활액낭
장지굴근건
전경골근건
후경골동맥
경골신경
후경골근건
장무지신근건
장무지굴근건
피하종골건활액낭
종골건활액낭
종골
장무지굴근건
장지굴근건
무지외전근(단면)
굴근지대
내측족저신경
단지굴근(단면)

214 내몸을 살리는 여섯 가지 요법

(출처: 움직이는 요가 근육 / 원디대자세수정프로그램 / 제주사람들 / 170P)

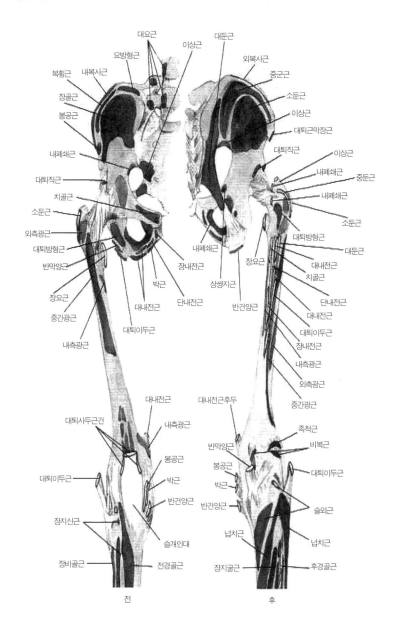

전　　　　　후

【중강도 유산소 근력 복합 요가 수련】1 태양경배 동작

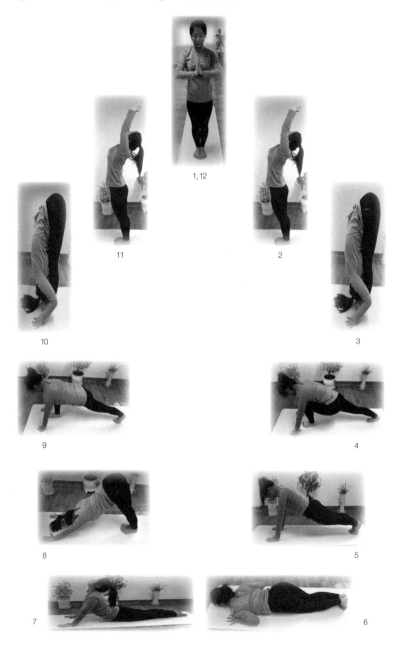

【중강도 유산소 근력 복합 요가 수련】

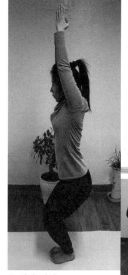

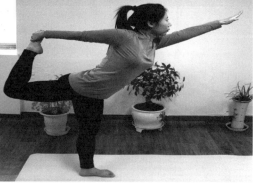

3 선 활 자세

2 의자 자세

4 제자리 뛰기

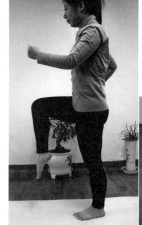

5 쪼그려 앉아 발바꾸기

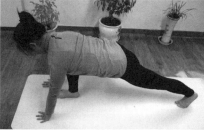

【중강도 유산소 근력 복합 요가 수련】

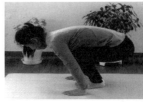

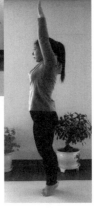

6 4단 점프 1(↑), 2(→)

7 서서 발 바꾸기

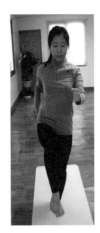

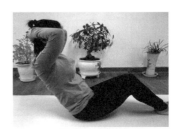

8 윗몸일으키기

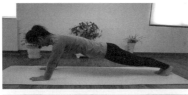

9 엎드려 팔굽혀펴기

10 낮은 보트 자세

218 내몸을 살리는 여섯 가지 요법

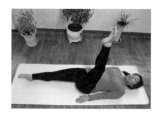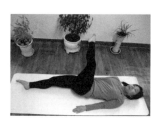

11
누워 한 다리 돌리기

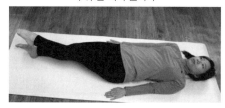

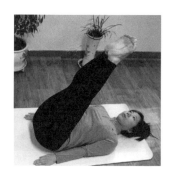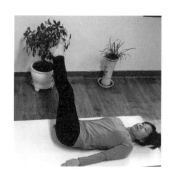

11
누워 두 다리 돌리기

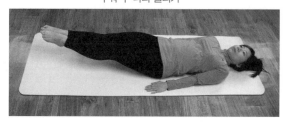

【중강도 유산소 근력 복합 요가 수련】

12 메뚜기 자세

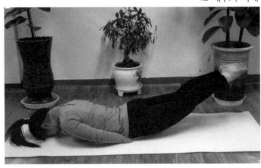

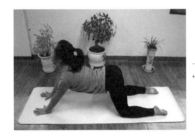 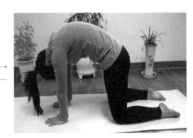

13 고양이 자세

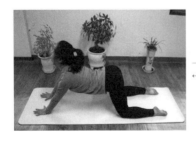 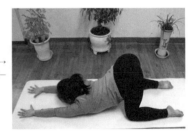

220 내몸을 살리는 여섯 가지 요법

【중강도 유산소 근력 복합 요가 수련】

14 악어 자세

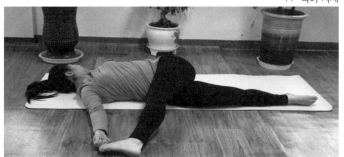

15 물구나무 자세

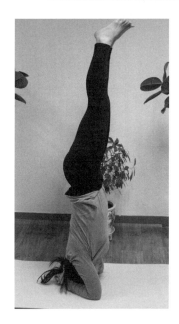

16 송장 자세

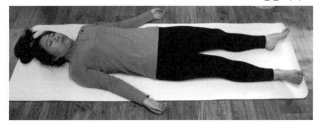

【중강도 유산소 근력 복합 요가 수련】

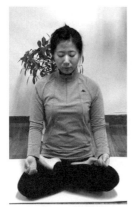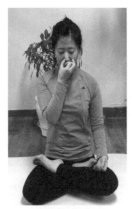

17, 18 정뇌 호흡 / 풀무 호흡   19 교호호흡

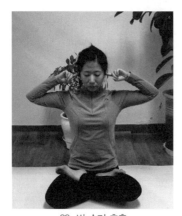

20 벌 소리 호흡

21 송장 자세

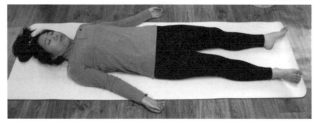

【요가 호흡과 체위】

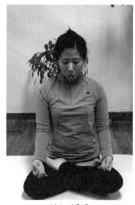

쉿소리호흡

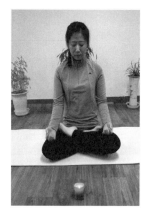

트락따까

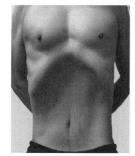

우디야나 반다

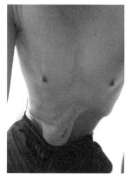

1 나울리 왼쪽
4 나울리 좌우 회전

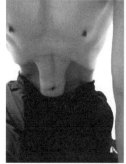

2 나울리 중앙

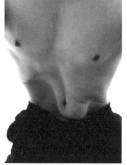

3 나울리 오른쪽

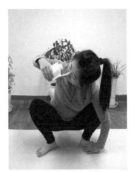

잘라네티(코청소법)

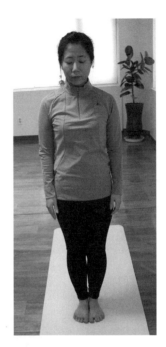

산자세

전굴 자세 1단계

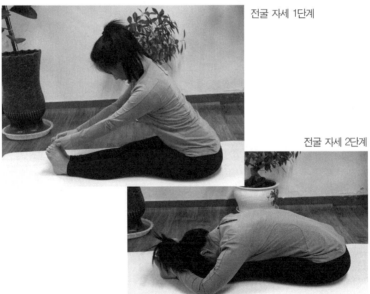

전굴 자세 2단계

224 내몸을 살리는 여섯 가지 요법

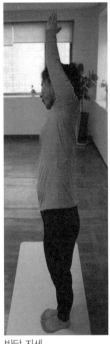

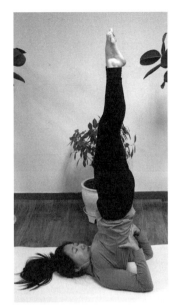

역물구나무 자세

반달 자세

서서 앞으로 굽히기 자세
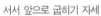

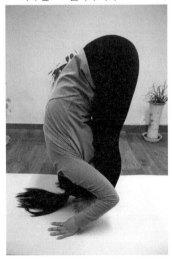

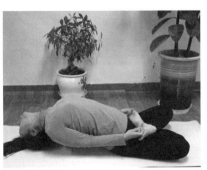

물고기 자세

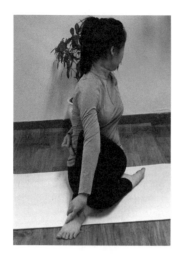 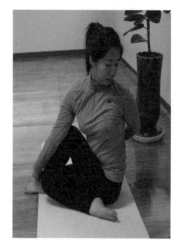

비틀기 자세

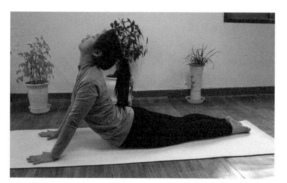

뱀 자세

메뚜기 자세

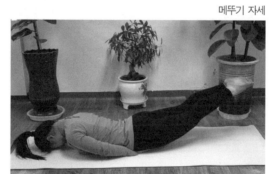

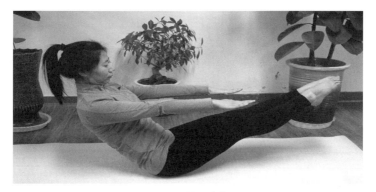

보트 자세

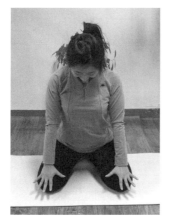

사자 자세

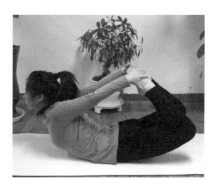

활 자세

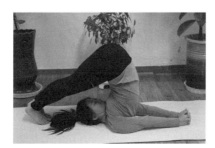

쟁기 자세

각주 및 도표와 그림 227

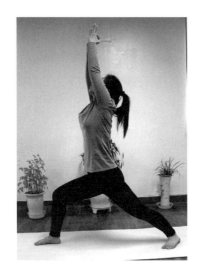

전사 자세 1

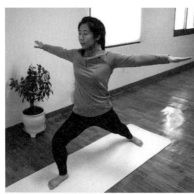

전사 자세 2

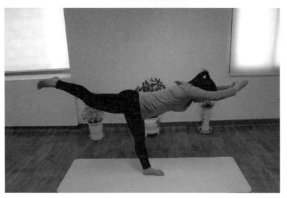

전사 자세 3

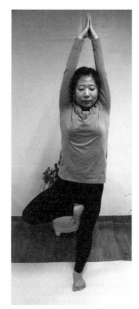

입목 자세(나무 자세)

빠다 반다

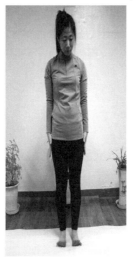 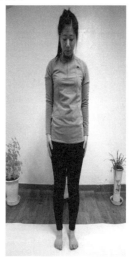

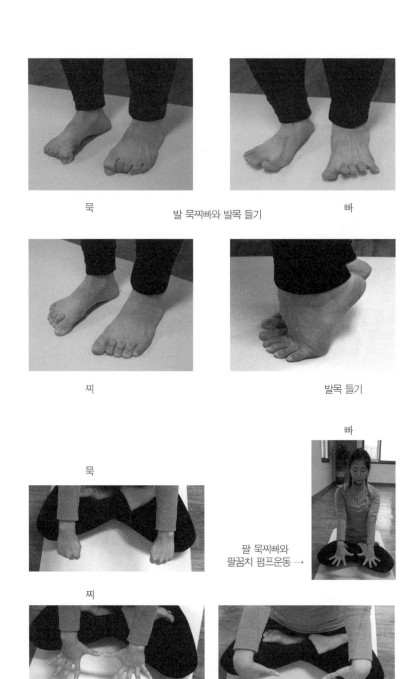

묵   발 묵찌빠와 발목 들기   빠

찌   발목 들기

빠

묵

팔 묵찌빠와
팔꿈치 펌프운동 →

찌